스탠퍼드식 최고의 수면법

スタンフォード式 最高の睡眠

西野精治 著

サンマーク出版 刊

2017

STANFORD SHIKI SAIKO NO SUIMIN

by Seiji Nishino

Original Japanese edition published by Sunmark Publishing, Inc., Tokyo

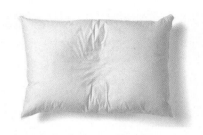

적게 자도 피곤하지 않은 90분 숙면의 기적

스탠퍼드식
최고의 수면법

니시노 세이지 지음 · 조해선 옮김

북라이프
booklife

옮긴이 **조해선**

경희대학교에서 국어국문학 및 언론정보학을 전공했다. 금융회사 CS분야에서 일하다가 바른번역 아카데미에서 일본어 출판번역 과정을 수료했으며, 현재는 일본도서 기획과 번역에 힘쓰고 있다. 드넓은 바다처럼 평온한 마음으로 다양함을 수용하는 번역가를 꿈꾼다. 옮긴 책으로 《생명을 만들어도 괜찮습니까》(출간 예정)가 있다.

스탠퍼드식 최고의 수면법

1판 1쇄 발행 2017년 10월 31일
1판 12쇄 발행 2024년 8월 20일

지은이 | 니시노 세이지
옮긴이 | 조해선
발행인 | 홍영태
발행처 | 북라이프
등 록 | 제2011-000096호(2011년 3월 24일)
주 소 | 03991 서울시 마포구 월드컵북로6길 3 이노베이스빌딩 7층
전 화 | (02)338-9449
팩 스 | (02)338-6543
대표메일 | bb@businessbooks.co.kr
홈페이지 | http://www.businessbooks.co.kr
블로그 | http://blog.naver.com/booklife1
페이스북 | thebooklife
ISBN 979-11-85459-91-2 03510

* 잘못된 책은 구입하신 서점에서 바꾸어 드립니다.
* 책값은 뒤표지에 있습니다.
* 북라이프는 (주)비즈니스북스의 임프린트입니다.
* 비즈니스북스에 대한 더 많은 정보가 필요하신 분은 홈페이지를 방문해 주시기 바랍니다.

비즈니스북스는 독자 여러분의 소중한 아이디어와 원고 투고를 기다리고 있습니다.
원고가 있으신 분은 ms2@businessbooks.co.kr로 간단한 개요와 취지, 연락처 등을 보내 주세요.

수면은 모든 문제를 치유하는
가장 좋은 약이다.
_세르반테스

세계에서 가장
수면 시간이 짧은 나라, 한국

내용에 앞서 먼저 여러분에게 알리고 싶은 것이 있다. 이 책의 원판을 출간한 일본과 마찬가지로, 혹은 그 이상으로 한국은 '잠들지 못하는 사람'이 많이 사는 나라라는 사실이다. 의외로 잘 알려지지 않은 이야기인지도 모르겠다.

명예든 불명예든 그것과는 별개로 세계 각국의 수면 시간을 비교한 통계 자료를 보면 '수면 시간이 짧은 나라' 부문에서 한국과 일본이 항상 1, 2위를 다툰다. 한국은 2012년 OECD 조사에서 2위인 일본을 1분 차이로 누르고 세계에서 가장 수면 시간이 짧은 나라에 올랐다.

내가 일본인이라는 사실을 감안하더라도 일본은 선진국 가운데 수면 시간이 짧다는 이야기를 오래전부터 들어왔고 대다수의 일본인도 잠이 부족하다는 사실을 자각하고 있는 듯하다(그렇기에 이 책이 일본에서 30만 부 이상 팔렸다고 생각한다). 그렇다면 한국의 상황은 어떨까?

일본과 한국의 수면 시간에는 서구에서 볼 수 없는 독특한 특징이 나타난다. 서구에 있는 대다수의 나라에서는 여성의 수면 시간이 남성에 비해 길지만 일본과 한국을 포함한 몇몇 나라에서는 여성의 수면 시간이 남성보다 짧다. 동양권 국가의 수면 시간이 서로 경쟁하듯 짧은 이유는 무엇일까? 그 바탕에는 사회·문화적 배경이라는 그림자가 짙게 드리워져 있다.

최근 한국과 일본에서는 여성의 사회 진출이 급속히 진행되고 있다. 그러나 그렇다고 해서 지금까지 여성을 속박해온 가사나 육아 같은 '가정에서의 역할'에서 벗어난 것은 아니다. 회사에서는 '회사원'으로서 일하고 집에서는 '착한 주부' 역할을 요구받는다. 이러한 동아시아 특유의 분위기가 여성의 수면 시간을 박탈해 일본이나 한국의 전체 수면 시간을 급속히 떨어뜨리고 있다.

하지만 수면 시간 단축 현상에 박차를 가하는 것이 비단 여성의 사례뿐만은 아니다. 남녀를 불문하고 신속하게 업무를 처리하고 눈코 뜰 새 없이 바쁜 것을 바람직하다고 여기는 오늘날의 사회에서는 수면을 희생시킬 수밖에 없다.

특히 한국인은 근면·성실한 성격 탓에 공부 시간도 길고 업무도 시간을 들여 최선을 다한다. 실제로 스탠퍼드 대학교(이하 스탠퍼드)에서 일하는 한국인 교수를 만나 봐도 그런 느낌이 든다. 하지만 일에 열중한 나머지 수면을 소홀히 하면 업무 능률이 현저하게 떨어져 성과가 오르지 않는 역효과를 낳고 만다.

수면 없이는 각성도 없다. 잠을 무시하고 업무의 질을 올리기란 불가능하다. 그러한 사실을 안다고 해도 수면 시간을 늘려야겠다고 마음먹는 사람은 애초에 별로 없을 것이다. 바쁜 일상이 극에 달한 것은 오늘날 세계 공통적인 현상이기 때문이다.

일본에서 호응을 얻은 이 책의 전략은 한국에서 살아가는 여러분에게도 도움이 될 것이다. 수면 시간을 늘릴 수 없다면 수면의 질을 높여 낮 동안 일의 능률을 올리자는 것이 이 책의 핵심 주제이기 때문이다.

이 책은 스탠퍼드에서 31년에 걸쳐 이뤄낸 수면 연구를 바탕으로 썼다. 수면 시간이 너무 짧으면 어떻게 될까, 수면의 질이 나쁜 상태란 무엇인가, 오늘 밤 최고의 수면을 맞이하려면 어떻게 하면 좋은가 등 수면에 관한 다양한 의문을 세계 최고의 수면연구소라 불리는 스탠퍼드에서 축적한 지혜와 최신 연구 자료를 바탕으로 풀어냈다.

일본에서는 지금 '수면 부채'라는 말이 큰 화제를 모으고 있다. 이는 스탠퍼드에서 제시한 개념이다. 수면 부족은 단순히 잠이 모자란 상태를 가리키지만 '수면 부채'는 말 그대로 '잠에 진 빛'이어서 이자가 붙는다. 빚이 계속 쌓여 결국 갚을 수 없는 지경까지 가면 뇌와 몸 모두 자기 파산에 이르고 만다. 바쁜 현대인은 누구나 잠에 빚을 지며 살아간다.

매우 걱정스러운 일이지만 독자의 불안을 부추기려는 것은 아니다. 일이 돌아가는 상황을 파악하면 대책을 마련할 수 있다. 독자 여러분이 이 책을 통해 수면 부채를 모두 갚고 몸도 마음도 충만한 일상을 살아가기 바란다.

이 책은 그동안 쌓인 수면 부채를 모두 갚고 일상의 효율을 최대로 끌어올려 건강한 삶을 살기 위한 첫걸음이다. 여기에서 소개하는 스탠퍼드의 연구를 그대로 따라 한다면 여러분의 일상은 획기적으로 달라질 것이다.

아직 잘 알려지지 않은 수면 부채의 실태를 밝히고 이를 극복하기 위한 전략을 한국 독자들에게도 전할 수 있게 되어 수면 연구자의 한 사람으로서 매우 자랑스럽게 생각한다. 이 책이 여러분과 한국의 수면 부채 해소에 조금이나마 도움이 된다면 더없이 기쁘겠다.

니시노 세이지

스탠퍼드 대학교 의학부 교수

스탠퍼드 대학교 수면생체리듬연구소장

숙면을 위한
스탠퍼드식 최고의 수면법

이 책의 목적은 스탠퍼드에서 30년 가까이 수면을 연구해 얻은 지식을 바탕으로 수면의 질을 가장 높은 수준으로 끌어올리는 방법을 전하는 것이다.

먼저 수면 시간에 관해 이야기해보자. 논렘수면과 렘수면 주기는 90분으로 알려져 있다. 그래서 90분 단위로 자면 좋다고들 하지만 실제로는 수면이 반드시 그러한 주기로 운영되지는 않는다. 그렇기에 수면 시간을 90분 단위로 맞춰도 개운하게 일어나지 못하는 날이 부지기수다. 이 책에서는 이와 같은 수면에 관한 속설을 파헤치고 과학적 검증을 거쳐 올바른 지식과 전략을 전달하고자 한다.

지금부터 '세계 최고의 수면연구소'라 불리는 스탠퍼드 수면연구소와 수면생체리듬연구소Sleep and Circadian Neurobiology Lab(이하 SCN연구소)에서 축적한 자료를 바탕으로 더 잘 자고, 더 생산적인 하루를 보내기 위한 스탠퍼드식 최고의 수면에 대해 살펴보도록 하자.

세계 최고의 수면연구소는 스탠퍼드에 있다

미국 내 수면 클리닉은 2~3천 개에 달한다. 수면에 대한 관심도가 높고 수면 때문에 고민하는 사람이 많다는 증거가 아닌가 싶다. 불면증까지는 아니라 해도 자신의 수면에 만족하는 사람은 별로 없다. 게다가 일이 바쁜 직장인이라면 누구나 수면에 관한 문제를 안고 살아갈 것이다.

　하지만 수면은 결코 현대인만의 문제가 아니다. 수면 장애의 역사는 오래되었다. 내 전문 분야이자 가장 잘 알려진 과다수면증인 기면증narcolepsy(낮 시간에 갑자기 졸립고 잠이 들 때나 깰 때 환각, 수면 마비, 수면 발작 등의 증상을 보이는 신경정신과 질환)은 140년 전 프랑스 문헌에 이미 기록되어 있다. 수면 장애를 언급한 더 오래된 기록은 일본 헤이안 시대 말인 12세기 문헌에서도 찾아볼 수 있다. 21가지 질병을 기록한 〈야마이노소시〉病草紙라는 이 두루마리 그림에는 밤에도 잠을 이루지 못하는 '불면증 여자'와 갑자기 잠드는 '기면증 남자'의 이야기가 등장한다.

그러나 정작 수면 의학의 역사는 그리 오래되지 않았다. "수면? 그 냥 휴식이잖아."라고 단정 지었기에 오랜 세월 동안 수면을 연구하는 학자도 거의 없었다. 그러다 1953년에 렘수면을 발견하면서 수면 연 구는 비로소 전환기를 맞았다.

'뇌는 깨어 있고 몸은 자는' 렘수면이라는 신비한 상태에서 가능성 을 발견한 것일까. 스탠퍼드는 미국 대학 가운데 가장 먼저 수면 의 학에 주목했다. 1963년, 렘수면을 발견한 사람 중 하나이며 내 스승 이기도 한 윌리엄 C. 디멘트William C. Dement 교수 등이 모여 세계 처음 으로 본격적인 수면 연구 기관인 스탠퍼드 수면연구소를 설립했다. 수면 치료도 병행하는 획기적인 시설이었다.

1972년, 디멘트 교수와 크리스천 길레머널트Christian Guilleminault 교 수는 세계 최초로 수면 장애를 체계적으로 다루는 강의를 시작했다. 1989년에 처음으로 수면 의학 교과서를 만든 곳도 스탠퍼드였다. 나 도 교과서의 한 파트를 집필했다. 현재도 교재로 쓰이므로 새로운 연 구 결과가 발표될 때마다 개정해 제6판까지 출간했고, 이제는 두께 도 15센티미터나 된다.

디멘트 교수는 1975년에 수면학회를 설립하고 학회지《슬립》Sleep 을 간행하는 등 대학의 테두리를 넘어서 세계 수면 연구의 중심 역할 을 해왔다. 1990년에는 미국 의회의 요청으로 수면 장애의 실태를 조사했다. 그 결과 수면 장애는 다양한 질병을 초래하며 산업 사고를 포함해 700억 달러의 손실을 일으킨다는 계산이 나왔다. 이로써 수면의 중요성과 수면 장애의 위험이 널리 알려졌고 미국 국립수면연구소도 설립되었다.

스탠퍼드가 수면 의학의 발전에 크게 공헌해온 이래로 수면 의학 연구는 점점 다양해지는 추세다. 지금은 하버드 대학교의 수면 프로그램도 훌륭하고, 위스콘신 대학교의 수면의학·수면연구소나 피츠버그 대학교의 불면증 연구 성과도 눈이 휘둥그레질 정도다. 기초 연구 분야에서는 프랑스의 리옹 대학교와 캘리포니아 대학교 로스앤젤레스 캠퍼스UCLA도 공헌한 바가 크다.

하지만 여전히 스탠퍼드가 수면 연구의 중심지라는 사실만은 분명하다. 하버드를 비롯해 오늘날 세계 각지에서 활약하는 수면 연구자의 대부분은 짧든 길든 스탠퍼드를 거쳐갔다. "세계의 수면 연구는 스탠퍼드에서 시작되었다."고 해도 과언은 아니다.

많이 잘수록 좋을까

그렇다면 '최고의 수면'이란 구체적으로 어떤 잠을 가리킬까?

먼저 양보다는 질이 중요하다. 밥을 먹을 때, 물건을 고를 때, 일할 때 등 다양한 상황에서 '양보다 질'이 우선이라는 인식은 이미 세계적으로 보편화되었다.

- 곱빼기나 뷔페보다는 맛있고 좋은 음식을 알맞게 먹고 싶다.
- 많은 물건을 갖기보다는 질 좋은 물건을 골라 심플한 삶을 꾸리고 싶다.
- 매일 야근하고 휴일을 반납하면서까지 일하기보다 짧은 시간 동안 집중해서 효율적으로 일하고 싶다.

무엇 하나 할 것 없이 우리에게는 이제 너무 당연한 일이 되었는데 어째서인지 수면에 대해서만은 아직 당연하지 않은 듯하다.

하루 종일 졸리다, 머리가 멍하다, 아침에 일어나기 힘들다 같은 수면 스트레스를 안고 사는 사람의 대다수는 여전히 '조금 더 자야 한다'라며 양적인 부분에만 신경을 쓴다. 그러나 바쁜 일상을 보내는 현대인이 지금보다 수면량을 더 많이 늘리는 것은 현실적으로 불가능하다.

매일 자정을 넘기기 전에 잠자리에 들고 아침에 저절로 눈이 떠질 때까지 꿈속을 여행할 여유가 있는 사람은 거의 없다. 바깥일, 집안일, 육아, 취미 등 산더미같이 쌓인 '해야 할 일'과 '하고 싶은 일' 사이에 끼어 가뜩이나 시간이 부족한데 수면에만 넉넉히 시간을 투자하는 것은 무리다.

보통 바쁘면 수면 시간을 줄이게 된다. 슬프지만 어쩔 수 없는 일이다. 간혹 시간이 남아돌아 이불 위에서 마음껏 뒹굴 수 있다고 해도 쉽게 잠들지 못하거나 자도 피곤이 풀리지 않는 등 수면에 관한 문제는 수없이 많다.

게다가 너무 오래 자면 오히려 몸에 해롭다는 증거도 있다. 결론부터 말하자면 수면에 관한 고민과 스트레스는 '양의 확보'로 해결되지 않는다. 아무리 많이 자도 최고의 수면은 얻을 수 없다.

'최강의 각성'을 만드는 수면, '최고의 수면'을 만드는 각성

최고의 수면이 양적인 수면은 아닌 만큼 잠에 관한 고민도 양적 전략으로는 해결할 수 없다. 그렇다면 최고의 수면이란 무엇일까? 바로 뇌와 몸과 마음을 최상의 상태로 만드는 '궁극의 질 높은 수면'이다.

수면(자는 시작)과 각성(깨어 있는 시간)은 한 몸이다. 질 좋은 수면으로 뇌와 몸과 마음의 컨디션을 바로잡으면 그날의 업무와 학업에서 우수한 성과를 낼 수 있지만, 단순히 양을 추구해 늘어지게 자면 오히려 컨디션이 망가지고 만다.

또 낮에 컨디션이 좋아 열심히 성과를 내면 그만큼 뇌와 몸과 마음도 지치므로 하루를 마치면 수면을 통한 효과적인 관리가 필요하다.

자는 동안 우리의 뇌와 몸에서는 다양한 일이 벌어진다. 아침에 일어났을 때 최상의 상태를 유지하도록 뇌와 몸 안에서는 수면 중에도 자율신경, 화학 물질, 호르몬이 쉬지 않고 일한다.

잠자는 동안 뇌와 몸의 기능을 최상의 상태로 되돌리고 철저하게 수면의 질을 높여 최강의 각성을 만들어내야 한다. 이것이 이 책에서 말하고자 하는 '최고의 수면'이다.

스탠퍼드에서 발견한 수면의 법칙

수면의 질은 각성의 질에 직접 영향을 미친다. 스탠퍼드 소속 학생이나 연구자, 직장인, 내 도움을 받는 프로 선수만 봐도 성과를 내는 사람은 모두 수면의 질을 중시한다. 그렇다면 실제로 어떻게 해야 양질의 수면을 취할 수 있을까?

문제를 풀기 위한 열쇠는 '황금시간 90분의 법칙'이다. 렘수면·논렘수면 주기와 상관없이 수면의 질은 수면이 시작된 직후 90분으로 결정된다. 맨 처음 90분 동안 수면의 질이 좋다면 나머지 수면의 질도 비례해 올라간다.

반대로 처음 90분을 망치면 아무리 오래 자도 자율신경이 흐트러져서 낮의 활동을 돕는 호르몬 분비에도 차질이 생긴다. 아무리 바쁘고 시간이 없어도 수면 시작 후 90분 동안 제대로 푹 잔다면 최고의 수면을 얻을 수 있다.

나는 1987년에 미국으로 건너가 스탠퍼드 수면연구소에서 일을 시작했다. 그리고 2005년에 수면 기초연구기관인 SCN연구소 소장으로 취임한 이래, 수면에 얽힌 의문을 풀기 위해 방법을 가리지 않고 밤낮으로 다양한 연구에 몰두했다.

환자를 대상으로 한 임상 실험, 수면 장애의 메커니즘을 해명하고 새로운 약제를 개발하기 위한 동물 실험, 연구 자원자와 함께한 수면 생리 실험, 새로운 수면 측정 장치의 개발 등 수면의 신비를 밝히기 위해 다양한 노력을 이어왔다. 비밀을 밝혀 사회에 환원하겠다는 큰 사명감으로 치열하게 '잠'이라는 것과 싸웠다.

나는 수면 전문가지만 이 책은 어려운 전문서는 아니다. 오히려 실용성과 효과를 중시해 잠들고 싶어 하는 여러분에게 도움이 될 만한 내용을 알기 쉽게 정리했다. 단, 근거 없는 이야기는 쓰지 않겠다고 미리 약속한다. 고전 교과서의 인용을 넘어서 최신 과학으로 처음 밝혀진 사실이나 스탠퍼드에서 연구한 최첨단 지식을 독자 여러분에게 되도록 쉽게 전달하고 싶다. 이 또한 SCN연구소 소장인 내가 해야 할 역할이라고 생각한다.

잠을 아군으로 만드는 사람, 잠을 적으로 돌리는 사람

지금부터 '수면의 세계를 둘러보는 여행'을 시작한다. 순서는 다음과 같다.

제1장에서는 수면 시간과 수면의 질을 자세히 파헤치고 최고의 수면을 얻기 위해서 빼놓을 수 없는 잠에 관한 새로운 사실을 풀어낸다. 제2장에서는 질 좋은 수면의 바탕을 이루는 수면 기초 지식을 다룬다. 잘 때 꾸는 '꿈'의 신비에 대해서도 함께 안내한다. 제3장에서

는 '잠이 90분으로 승패가 갈리는 이유'를 데이터를 통해 검증한다. 제4장에서는 이 책의 핵심인 최고의 90분을 얻기 위한 방법이 등장한다. 체온, 뇌, 스위치라는 세 개의 키워드를 기억하자. 제5장에서는 아침에 일어나서 밤에 잠들 때까지 습관처럼 하는 행동을 조금씩 조정해 수면의 질을 높이는 방법을 다룬다. 마지막 제6장에서는 당장 해결해야 할 문제인 졸음에 현명하게 맞서는 방법을 전한다.

수면은 든든한 아군이지만 적으로 돌리면 가장 두려운 상대로 돌변한다. 이는 내가 긴 세월 동안 수면을 연구하며 깨달은 점이다. 하루 24시간 가운데 많은 부분을 차지하는 수면을 아군으로 만드느냐 적으로 돌리느냐에 따라 인생은 크게 변한다. 셀 수 없을 만큼 많은 수면 문제를 마주하면서 몇 번이고 통감한 사실이다. 그리고 연구를 하면 할수록 더욱 뼈저리게 느낀다.

업무를 포함해 낮 시간에 이루어지는 일의 능률은 수면에 달렸다. 매일 밤 찾아오는 인생의 3분의 1에 해당하는 시간이 나머지 3분의 2를 결정한다. 30년 이상 수면과 마주하면서 경험하고 배우고 알아낸 사실을 핵심이 누락되지 않도록 응축해 한 권에 담았다.

이 책을 통해 수면이 여러분의 든든한 아군이 되기를 마음 깊이 진심으로 바란다.

니시노 세이지

차례

제1장 잘 자기만 해서는 능률이 오르지 않는다

제2장 왜 인생의 3분의 1이나 자야 할까?

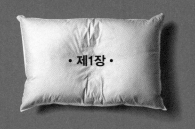

· 제1장 ·

잘 자기만 해서는
능률이 오르지 않는다

우리가 지금보다 더 병들거나 미치지 않은 이유는
자연이 준 은총 중 가장 고마운 잠 때문이다.

_올더스 헉슬리

신경 쓰지 않으면
수면 부채 지옥에 빠진다

빌리지 않아도 쌓이는 수면 부채

"오늘 잠을 좀 설쳤어."

"요즘 잠을 제대로 못 자서 말이야."

　누구나 이런 대화를 나눠본 적이 있을 것이다. 보통은 '잠이 조금 부족할 뿐이지 별 문제는 아니다'라는 뉘앙스로 말한다. 그러나 수면 연구자들은 잠이 모자란 상태를 '수면 부족'이 아니라 '수면 부채'라고 표현한다. 밀린 잠도 제때 갚아주지 않으면 빚을 졌을 때와 마찬가지로 옴짝달싹 못하게 되고, 급기야는 뇌도 몸도 말을 듣지 않는

'수면의 자기 파산'에 이르기 때문이다.

수면을 돈이라고 생각해보자. '10만 원이 부족하다'고 하면 해결하기 어려운 심각한 문제라는 생각은 들지 않는다. 그런데 '10만 원을 빚졌다'고 하면 점점 불어날 듯한 느낌이 든다. 빚에는 이자가 붙기 때문이다.

즉, 수면 부채에는 수면 시간 부족으로 인해 쉽게 해결할 수 없을 만큼 심각한 부정적 요인이 점점 쌓인다는 의미가 있다.

한마디로 수면 부채란 자신도 모르게 쌓이는 잠에 진 빚을 말한다. 이로써 자각하지 못한 채 뇌와 몸에 손상을 입히는 위험 인자가 축적된다. 심각하게 받아들여야 할 상황인데도 실제로는 무관심한 사람이 너무 많다.

음주 운전보다 위험한 뇌의 졸음

술을 마시거나 약물을 복용한 상태에서 운전하면 위험하다는 사실은 잘 알려져 있다. 수면 부채를 끌어안고 사는 사람도 위험하기는 마찬가지다. 법의 규제도 없고 당사자가 위험성을 인지하지 못한다는 점에서 보면 음주 운전보다 더 위험할지도 모른다.

수면 부채가 쌓이면 낮 동안의 행동에 몹시 나쁜 영향을 미친다. 언뜻 평범하게 깨어 있는 듯 보이는 사람이라도 실제로는 모든 기능이 정상적으로 작동하지 않을 가능성이 매우 높다.

미국 학회지 《슬립》에 수면 부채에 관한 흥미로운 실험 결과가 실렸다. 실험에서는 내과처럼 야근이 있는 과와 영상의학과나 내분비과처럼 야근이 없는 과의 의사 20명을 대상으로 야근한 다음 날의 각성 상태를 비교했다.

실험은 5분 동안 둥근 도형이 90회 정도 불규칙하게 나오는 태블릿 PC 화면을 보면서 도형이 나타날 때마다 버튼을 누르도록 하는 방식으로 이루어졌다. 누구나 할 수 있을 만큼 간단하며 그렇기에 지루하고 졸린 작업이다.

실험 결과는 매우 놀라웠다. 전날 평소처럼 수면을 취한 영상의학과와 내분비과 의사들은 정확하게 도형에 반응했다. 한편 야근한 내과 의사는 도형이 약 90회 나타나는 동안 3, 4회나 몇 초 동안 도형에 반응하지 않았다. 반응하지 않은 사이에 놀랍게도 잠이 든 것이다. 더 놀랄 만한 일은 실험을 실시한 시간이 야근한 실험군 의사들의 근무시간이었다는 사실이다.

야근한 의사들처럼 깜빡 졸음에 빠지는 상태를 미세수면microsleep이라고 한다. 이는 뇌파로도 확인할 수 있는데 1초가 채 안 되는 시간부터 10초에 이르는 졸음을 가리키며, 뇌를 지키는 방어 반응으로 보기도 한다. 즉, 뇌에서 방어 반응이 나타날 정도로 수면 부채는 뇌에 악영향을 미친다.

더 큰 문제는 수면 부채로 발생하는 미세수면이 단 몇 초에 불과해

서 당사자와 주변 사람 모두 알아채지 못한다는 것이다. 과다수면의
대표적 질환인 기면증은 갑자기 잠드는 발작 증세를 보이지만 '이럴
때 발작이 잘 일어난다'고 자각할 만한 증상이 다소 있고 환자도 평소

━━━ 야근한 의사의 뇌는 제대로 일하지 않는다! ━━━

태블릿 PC 화면에 도형이 나타날 때 반응하는 시간을 측정한 도표

① 야근한 의사

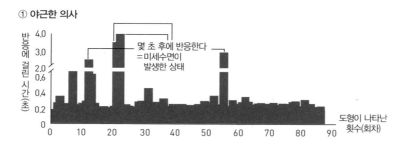

② 야근하지 않은 의사

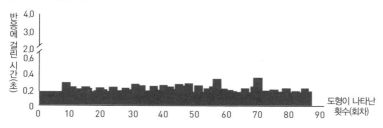

POINT 잠을 못 자면 뇌가 4초 가까이 반응하지 않을 때도 있다

에 병원에 다니며 주의를 기울인다. 하지만 수면 부채로 발생하는 미세수면에는 전조 증상도 없고 약을 복용하는 등의 대책도 세울 수 없다. 당사자도 '단순한 수면 부족이니까 괜찮다'고 여기며 무리하기 십상이다.

- 만약 운전 중에 미세수면이 덮쳐온다면?
- 만약 혼자 바다낚시를 하다가 미세수면 상태에 빠진다면?
- 만약 거래처와 중요한 상담을 하는 도중 미세수면이 찾아온다면?

수면 부채를 떠안은 사람은 현실에서 언제든 '만약의 상황'에 맞닥뜨릴 수 있다. 수면 문제를 겪는 사람에게 뇌파 측정 장치를 부착하고 운전 시뮬레이션 실험을 했더니 뇌파 상에 3~4초가량 명확한 수면 패턴이 나타났다. 그냥 봐서는 알기 어렵고 당사자도 자각하지 못하지만 그사이에 분명 잠이 든 것이다.

고작 몇 초지만 무려 몇 초다. 만약 시속 60킬로미터로 운전한다고 가정했을 때 4초 동안 의식이 사라진다면 자동차는 70미터 가까이 폭주하고 만다.

나는 조금이라도 잠이 부족할 때는 절대로 운전대를 잡지 않는다. 정확히 말하면 무서워서 잡을 수가 없다.

세계에서 수면 편차치가 가장 낮은 나라, 일본

통계 자료에 따르면 일본에는 수면 부채 문제를 떠안은 채 수면부족 증후군insufficient sleep syndrome에 시달리는 사람이 다른 나라에 비해 많다. 물론 수면 시간은 사람마다 다르지만 수천 명을 대상으로 통계를 내면 수면 시간의 분포 정도를 알 수 있다. 그 가운데는 100만 명 규모로 통계를 낸 자료도 있다.

- 프랑스의 평균 수면 시간: 8.7시간
- 미국의 평균 수면 시간: 7.5시간
- 일본의 평균 수면 시간: 6.5시간

일본의 평균 수면 시간이 적기는 하지만 이만큼이라도 잔다면 그나마 다행이다. 그런데 일본인 가운데 수면 시간이 6시간 미만인 사람이 약 40퍼센트나 된다고 한다. 6시간 미만이라면 미국에서는 단시간 수면으로 여기는 수치다. 게다가 미국 미시간 대학교에서 2016년에 실시한 수면 시간에 관한 인터넷 조사에서는 100개국 가운데 일본이 최하위를 차지했다.

수면 시간은 사람마다 다르며, 수도권에서는 출퇴근 시간에 전철에서 잠을 청하는 사람도 있다. 만약 6시간보다 적게 자도 충분하다면 문제가 없다. 그러나 우리가 실시한 조사에서는 6시간보다 적게 자는 일본인도 실은 7.2시간 정도는 자고 싶어 하는 것으로 드러났다. '자고 싶은 시간'과 '실제 수면 시간'의 차이도 다른 나라에 비해 크게 나타난다.

NHK에서 실시한 조사에 따르면 수면 시간은 해마다 짧아지며 늦은 밤까지 깨어 있는 사람도 점점 늘었다. 1960년대에는 늦어도 밤 10시 안에 잠자리에 드는 사람이 60퍼센트 이상이었는데 2000년 즈음부터 20퍼센트대로 하락했다.

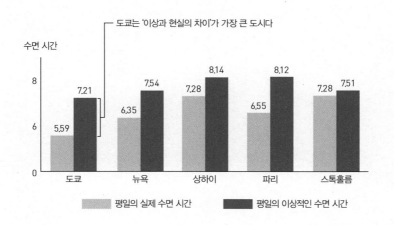

━━━■ **수면 편차치가 가장 낮은 도시, 도쿄** ■━━━

POINT 대다수 일본인은 현실적으로 자고 싶어도 잘 시간이 없다

또한 도시에 사는 사람일수록 잠들지 못한다. 도쿄에 사는 사람의 평일 평균 수면 시간은 5.59시간으로 세계의 다른 도시와 비교했을 때 현격히 낮은 수치다.

나는 스탠퍼드에서 가까운 팰로앨토라는 느긋한 도시에 거주하는데 도쿄로 올 때마다 지나치게 밝은 불빛에 놀란다. 편의점이나 식당 등 24시간 영업하는 가게에는 늦은 밤까지 사람이 많고 도심 건물의 불빛은 좀처럼 꺼질 줄을 모른다. '잠들지 않는 거리'는 '잠들지 못하는 사람'을 수없이 만들어내는 듯하다.

이상적인 수면 시간은
유전자가 결정한다

2개월 동안 잠을 안 자는 동물이 있다

일시적이기는 하지만 잠을 안 자는 동물도 있다. 황제펭귄은 새끼가 부화할 때까지 1~2개월 동안 잠을 거의 자지 않는다. 대다수의 펭귄은 다리 사이에 알을 품는 습성이 있는데, 황제펭귄이 서식하는 곳은 영하 60℃인 남극이다. 알이 차가운 공기에 노출되면 돌이킬 수 없는 일이 벌어지는데도 어떤 이유에서인지 황제펭귄은 둥지를 만들지 않는다. 알을 품는 동안에는 눈만 조금 먹을 뿐 거의 움직이지 않고 서 있다. 사나운 눈보라 속에서 먹지도 자지도 움직이지도 않는다. 이정도면 보통 일이 아니다.

이 일은 수컷이 담당한다. 암컷은 알을 낳으면 바로 수컷에게 맡기고 먹이를 찾으러 바다로 떠난다. 같은 펭귄이라도 아델리펭귄은 여름철에 둥지를 만들고 알은 부부가 교대로 품는다. 킹펭귄, 케이프펭귄도 부부가 돌아가며 알을 품는다.

잠을 안 자는 시기의 황제펭귄은 '깨어 있지만 자는 듯한 상태'에 가깝다. 에너지 소비를 최대한 줄이고 자신과 알의 생명 유지에만 전념한다.

아프리카에 사는 물소 무리 가운데도 발정기에 몇 주간이나 잠을 자지 않는 종이 있다. 펭귄이나 물소 모두 1년 내내 깨어 있는 것은 아니며 자신의 의지로 결정한 일도 아니다. 그저 생물 종으로 생명의 리듬에 지배당하는 것이다.

잠을 안 자면 어떻게 될까?

인간은 어떨까? 의식적으로 잠을 자지 않고 버틸 수 있을까?

이에 관한 디멘트 교수의 흥미로운 실험 기록이 있다. 1965년, 그는 '미국 남자 고등학생이 기네스 수면 기록에 도전하다'라는 내용의 지역 신문 기사를 보고 연구를 위해 관찰을 신청했다.

실험 기록을 읽어보면 교수들은 도전자가 졸려 할 때마다 흔들거나 말을 걸었고 나중에는 농구까지 시키는 등 잠들지 않도록 다양한 방법을 시도했다고 한다. 그 결과 미세수면이 몇 초 나타나기는 했지만 도전자는 무려 11일 동안이나 잠을 자지 않았다. 기존의 기네스 기록은 측정 방법에도 의심스러운 부분이 있었는데, 이 실험은 디멘트 교수가 뇌파계로도 측정했으므로 기록을 의심할 여지가 없었다.

교수가 남긴 상세한 기록에 따르면 도전이 후반에 접어들수록 도전자는 혀가 꼬여 틀리게 말하는 일도 늘고 사소한 일에도 짜증을 냈다. 환청이나 피해망상도 다소 나타났다. 심하게 졸릴 때는 단순한 덧셈도 틀렸다. 하지만 졸리지 않을 때는 컨디션에 거의 문제가 없어서 교수와 붙은 농구 시합에서 이겼고 실험이 끝난 다음 날에는 14시간 40분 동안 자고 평소처럼 일어났다.

그러나 실험의 결과가 결코 '인간은 11일 정도 안 자고 버틸 수 있다'라는 주장의 근거가 될 수는 없다. 졸릴 때 물을 끼얹거나 고통을 주는 '수면 박탈'sleep deprivation은 예전부터 있던 고문 방법이다. 나치 독일이나 문화대혁명 시대의 중국에서도 행해졌으며, 고문을 받은 사람은 환각이나 망상 증세를 보이는 등 정신에 이상을 일으켰다는 기록이 무수히 많다.

그렇다면 미국의 고등학생 도전자는 어떻게 잠을 안 자고 버틸 수 있었을까? 체질적인 문제로 보이지만 정확히 어떤 체질인지는 아직 과학적으로 밝혀내지 못했다. 1950년대에 출발한 수면 의학이라는 새로운 학문에는 풀어야 할 미지의 영역이 아직 많이 남아 있다.

나폴레옹처럼 3시간만 자도 괜찮을까?

많은 일본인이 수면 부채를 안고 살아가지만 당연히 예외도 존재한다. 경영자, 연예인, 정치가 등 수면 박탈까지는 아니더라도 단시간 수면만으로 활력을 유지하는 사람은 많다.

스탠퍼드에도 '잠을 못 자도 괜찮다'고 말하는 교수가 있어서 실제로 뇌파계와 활동계를 붙이고 측정해보니 교수는 정말 매일 4시간씩만 잤다. 그런데도 매우 건강하고 연구에 아무런 지장도 없었다. 바쁜 날만 적게 자는가 싶었는데 주말에도 똑같이 4시간만 잤다. 이것이 그의 수면 리듬이기 때문이다.

단시간 수면자short sleeper를 연구하기 위해 몇 십 년 동안 6시간 미만으로 수면을 취했는데도 건강한 미국인 부모와 자녀를 조사한 적이 있다. 그 결과 해당 가족의 유전자 중에서 생체리듬(인간 신체에 타고난 리듬)에 관여하는 '생체 시계 유전자'에 변이가 일어났다는 사실을 발견했다. 이 가족과 동일한 생체 시계 유전자를 가진 쥐를 만들어 수면 패턴을 관찰했더니 마찬가지로 수면 시간이 짧았다.

일반적으로는 쥐든 인간이든 잠을 못 자는 상태가 계속되면 수면 부채가 축적되므로 그다음에는 숙면을 취하는 시간이 늘어난다. 밤샘 근무를 마치고 나서 때려도 일어나지 않을 정도로 숙면에 빠져든 적이 있을 것이다. 이처럼 단시간 수면 이후에 찾아오는 깊은 잠을 '리바운드 슬립'rebound sleep이라고 하는데, 생체 시계 유전자에 변이가 일어난 쥐는 잠을 못 자는 상태가 이어져도 숙면하는 시간은 늘지 않았다. 한마디로 '잠을 안 자도 끄떡없는 쥐'였다. 유전적으로 변이를 일으킨 동물은 수면 욕구가 약해져 단시간 수면에도 견딜 수 있다.

이에 '단시간 수면은 유전이다'라는 결론을 내리고 2009년에《사이언스》Science에 연구 결과를 발표했다.

단시간 수면을 이야기할 때 프랑스 혁명에서 활약한 나폴레옹 보나파르트가 자주 등장한다. 일설에 따르면 나폴레옹은 하루 3시간 정도만 잤다고 한다. 앞서 언급한 황제펭귄도 그렇고 '황제'라는 이름이 붙으면 수면 부족에 강해지나 보다. 다만 위업을 달성한 나폴레옹의 정신은 본받아도 좋지만 수면 방식까지 따라 했다가는 몸도 마음도 너덜너덜해지기 십상이다. 나폴레옹의 아이는 나폴레옹, 단시간 수면자는 유전이다.

실컷 자고 싶다! 뇌에서 보내는 구조 요청 신호

여러분의 부모와 형제자매는 어떤가? 단시간 수면을 취하고도 건강한 체질인가? 여러분은 매일 4~5시간만 자고도 건강하게 잘 지내는가? 머리가 맑고 반응도 민첩한가?

만약 그렇다면 억지로 많이 잘 필요는 없다. 단시간 수면 유전자를 가졌을 가능성이 높기 때문이다. 그러나 계속되는 단시간 수면이 힘든 사람은 유전적으로 단시간 수면자가 아니다. '아, 매일 잠이 부족해. 주말에는 실컷 자야지'라는 기분이 든다면 뇌에서 구조 요청 신호를 보내는 중이기 때문이다. 수면 부채가 눈덩이처럼 불어나고 있을지도 모른다.

대부분 사람에게는 단시간 수면 유전자가 없다. 그런 사람이 단시간 수면을 목표로 삼는다면 크게 잘못된 선택이다. 항간에는 '단시간 수면법' 같은 방법을 주장하는 사람도 있지만 과학적 근거도 없을뿐더러 건강을 해치거나 능률을 떨어뜨리는 등 손해가 너무 크다.

인간 가운데는 우사인 볼트처럼 100미터를 9.58초에 질주하는 사람이 있다. 그렇다고 해서 '나 역시 같은 인간이니까 100미터 달리기에서 10초 안에 들어오는 것도 꿈같은 일은 아니다'라며 각오를 다지는 행동은 지나치게 무모하다. 수면도 마찬가지로 예외적 유전자를 가진 사람을 따라 해서는 의미가 없다.

잠에 빚을 지면 수명이 단축된다

수면 부채는 뇌와 몸에 해를 입힌다. 2002년에 캘리포니아 대학교 샌디에이고 캠퍼스UCSD(이하 샌디에이고 대학)의 대니얼 F. 크립케Daniel F. Kripke 교수 연구팀이 미국 암 협회와 협력해 실시한 100만 명 규모의 조사에서 미국인의 평균 수면 시간은 7.5시간으로 나타났다.

6년 후 동일한 100만 명을 추적 조사한 결과 평균치에 가까운 7시간을 자는 사람들의 사망률이 가장 낮았다. 이들보다 적게 자는 단시

간 수면인 사람이나 반대로 오래 자는 장시간 수면인 사람은 6년 후
사망률이 1.3배 높다는 결과가 나왔다.

- 유전적으로 타고나지 않았는데 무리해서 단시간 수면을 취하는
  편이다.
- '실컷 자는 것이 최고다!'라며 지나치게 많이 잔다.

만약 여러분이 위의 사례에 해당한다면 건강에 적신호가 켜졌을지
모르므로 주의해야 한다.

수면과 수명에 관한 또 다른 연구 결과도 있다. 약물을 사용해서
유전자 돌연변이를 일으킨 초파리의 행동과 수면을 관찰한 결과 단
시간 수면을 취한 초파리가 빨리 죽었다고 한다.

60일로 생애를 마감하는 초파리와 달리 대략 80년에 이르는 세월
을 살아가는 인간의 수면 시간과 수명의 관계를 완벽하게 조사하려
면 방대한 시간과 비용이 든다. 그리고 인간은 신체나 환경 면에서도
파리보다 훨씬 복잡한 요인으로 수명이 결정된다. 따라서 초파리와
같은 수준으로 데이터를 측정하기는 어렵지만 전체적인 추세로 보면
역시 '단시간 수면을 취하는 사람은 단명한다'고 말할 수 있다.

잠을 적게 자면 살이 찐다

샌디에이고 대학에서 실시한 조사에 따르면 단시간 수면하는 여성은 비만도를 나타내는 BMI 지수(신체질량지수)가 높다. 즉, 뚱뚱하다는 보고도 있다. 그림Grimm 형제 동화집에 실린 《잠자는 숲속의 미녀》는 문자 그대로 맞는 말인 셈이다.

스탠퍼드, 나고야 대학교, 최근에는 상하이자오퉁 대학교에서 실

━━━━ 잠을 안 자면 이만큼 쉽게 살찐다 ━━━━

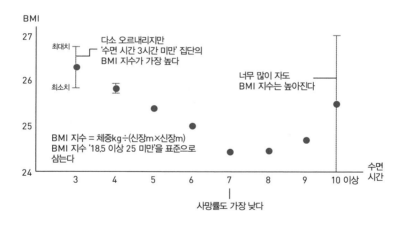

* 여성 636,095명을 대상으로 한 조사

POINT 잠을 못 자도, 잠을 많이 자도 다이어트와 건강에 역효과가 난다!

시한 사망률과 체중 증감에 관한 조사에서까지 샌디에이고 대학과 유사한 연구 결과가 나온 사실을 보면 결코 우연은 아닐 것이다.

2002년에 앞서 이야기한 샌디에이고 대학의 연구가 발표된 이래, 수면 연구자뿐 아니라 내과 의사들도 수면의 중요성을 재인식하고 다양한 조사를 실시했다. 그러자 '수면을 제한하면 심각한 문제가 발생한다'라는 보고가 잇달았다.

- 잠을 못 자면, 인슐린 분비가 나빠져 혈당치가 높아지고 당뇨병을 초래한다.
- 잠을 못 자면, 과식을 억제하는 렙틴leptin이라는 호르몬이 분비되지 않아 살찐다.
- 잠을 못 자면, 식욕을 돋우는 그렐린ghrelin이라는 호르몬이 분비되어 살찐다.
- 잠을 못 자면, 교감신경의 긴장 상태가 이어져 고혈압이 된다.
- 잠을 못 자면, 정신이 불안정해져 우울증, 불안장애, 알코올 의존, 약물 의존의 발병률이 높아진다.

누구나 늦은 밤까지 깨어 있다가 과식한 경험이 있을 것이다. 이는 호르몬 작용 때문인데 단시간 수면이 비만, 당뇨병, 고혈압 같은 생활습관병에 직접 영향을 미친다는 사실은 위의 보고 결과만 봐도 분명하다.

SCN연구소의 후지키 노부히로藤木通弘(현 스탠퍼드 산업의과대학 교수) 연구팀은 수면을 제한하는 실험을 실시한 쥐에게 알츠하이머형 치매가 나타나기 쉽다는 사실을 발견했다. 다른 실험에서는 사람도 수면 부채가 쌓이거나 수면의 질이 떨어지면 쉽게 치매에 걸릴 가능성이 있다는 내용이 보고되었다.

일본 국립정신신경의료연구센터 연구팀 보고 자료에 따르면 하루에 1시간 이상 낮잠을 자면 치매 위험이 커진다고 한다. 또한 도쿄 대학교 연구팀은 유럽당뇨병학회에서 하루에 1시간 이상 낮잠을 자면 당뇨병 위험이 커진다고 발표했다.

잠은 못 자도, 너무 많이 자도 해롭다.

농구 선수의 슈팅 실력이 극적으로 향상된 이유

이처럼 수면 부채는 큰 타격을 주지만, 역으로 수면 부채를 갚으면 실력은 극적으로 향상된다.

디멘트 교수가 스탠퍼드의 남자 농구 선수를 대상으로 한 흥미로운 연구가 있다. 40일에 걸쳐 10명의 선수에게 매일 밤 10시간 동안 자도록 한 다음 낮 시간의 실력에 어떠한 영향을 미치는지 조사했다. 구체적으로는 코트 내에서 80미터 왕복 달리기에 걸리는 시간과 자유투의 성공률을 매일 기록했다.

학생이라고는 하지만 스탠퍼드의 농구 선수라면 프로 선수에 견줄 만한 실력자들이다. 80미터 왕복 달리기를 16.2초에 달리고, 자유투 성공률은 10개 중 8개이며, 3점 슛 성공률은 15개 중 10개라는 월등히 뛰어난 능력을 지닌 선수뿐이라 큰 변화는 기대하지 않았다. 실제로 실험 직후 며칠 동안은 극적인 변화가 나타나지 않았다. 그런데 4주가 지나자 80미터 왕복 달리기 기록은 0.7초가 줄고 자유투는 0.9개, 3점 슛은 1.4개나 많이 들어갔다. 선수들도 실제로 '컨디션이 매우 좋다', '시합을 원활하게 진행할 수 있었다'라는 반응을 보였다. 도대체 무슨 일이 벌어졌을까?

선수들은 밤에는 실험에 참가하고 낮에는 혹독한 훈련을 이어갔다. 따라서 수면과 상관없이 매일 훈련을 거듭해 실력이 늘었을 가능성도 있다. 하지만 애초부터 격렬한 훈련을 받던 일류 선수였고 연습 방법이 바뀌지 않았는데 어느 날 갑자기 모두의 실력이 향상되었다고 보기는 어렵다.

앞서 이야기한 야근한 의사를 대상으로 한 실험과 마찬가지로 선수들에게도 태블릿 PC 화면에 둥근 도형이 나올 때마다 버튼을 누르는 실험을 실시했다. 그러자 10시간 동안 잠자리에 드는 날이 계속될수록 반응 속도도 빨라졌다.

40일에 걸친 실험이 끝나고 10시간 수면 방식을 그만두자 선수들의 기록은 실험을 시작하기 전으로 돌아갔다. 즉, 선수들의 집중력과 사고력이 높아지고 실수가 줄어든 원인은 수면에 있었다. 수면 때문에 실력이 향상된 것이다.

푹 자도
뇌는 만족하지 못한다

빚진 잠은 갚기 어렵다

수면 부채가 몸과 마음에 미치는 악영향과 그로 인한 두려움, 수면 부채를 해소했을 때 얻을 수 있는 우수한 능력, 이 두 가지에 대해서는 충분히 설명했다. 하지만 '그러니까 잠을 제대로 잡시다'라는 말로 이야기를 마칠 생각은 없다.

현실적으로 매일 7시간씩 잘 수 없기 때문에 이 책을 집어 들었을 것이다. 먹고사는 일이나 일상과 타협하면서 수면 부채를 해소하려면 어떻게 하면 좋을까 하는 문제로 논점을 옮겨보자.

손쉬운 해결책이라며 '평소에 부족한 수면을 주말에 몰아서 해소하니까 괜찮다'라고 말하는 사람도 있지만 실제로는 거의 효과가 없다. 수면을 돈처럼 여긴다고 해도 금전적 부채와 달리 수면 부채는 좀처럼 갚기 어렵다.

주말에 몰아서 자도 효과가 있을까?

얼마나 자야 수면 부족을 해소할 수 있을지 알아보기 위해 건강한 사람 10명을 14시간 동안 억지로 잠자리에 들게 한 조사가 있다. 실험 전 연구대상자 10명의 평균 수면 시간은 7.5시간이었다. 이들에게 하루 동안 자고 싶은 만큼 자도록 했다.

첫째 날과 둘째 날에는 모두 13시간 가까이 잤다. 그런데 둘째 날 이후부터는 오래 자지 못한 채 서서히 수면 시간이 짧아지면서 5시간이고 6시간이고 계속 이불 속에서 깨어 있는 상태가 이어졌다. 결국 3주 후에 수면 시간은 평균 8.2시간으로 고정되었다. 8.2시간이 연구대상자 10명에게 생리적으로 필요한 수면 시간인 셈이다.

하지만 이 실험의 핵심은 '이상적인 수면 시간'을 확인하는 일이 아니다. 8.2시간이 이상적인 수면 시간이라면 실험 전 평균 수면 시간이 7.5시간인 10명은 오랜 기간 동안 '매일 40분의 수면 부채'를 끌어안고 살았다는 말이 된다.

그리고 정상 수면 시간인 8.2시간으로 회복하기까지 3주나 걸렸다. 즉, 40분의 수면 부채를 갚으려면 3주에 걸쳐 매일 14시간 동안

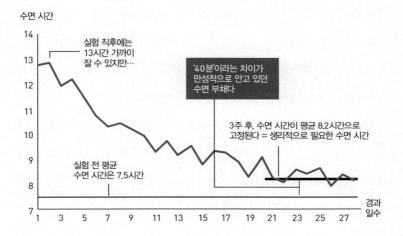

연속 14시간 동안 이불 속에 있으면 어떻게 될까?

수면 시간

실험 직후에는
13시간 가까이
잘 수 있지만…

'40분'이라는 차이가
만성적으로 안고 있던
수면 부채다

3주 후, 수면 시간이 평균 8.2시간으로
고정된다 = 생리적으로 필요한 수면 시간

실험 전 평균
수면 시간은 7.5시간

경과
일수

POINT 자고 싶은 만큼 자도 수면 부족을 해소하려면 3주가 걸린다!

이불 속에 들어가 있어야 한다. 너무도 비현실적이다. 평소에 부족한 수면을 하루 이틀 만에 해소하기란 현실적으로 불가능하다.

앞서 소개한 농구 선수를 대상으로 한 실험에서도 동일한 사실을 유추할 수 있다. 이들은 운동선수이므로 연습과 시합에 상당한 시간을 투자한다. 동시에 대학생이므로 공부도 해야 하고 친구와 놀거나 데이트도 해야 한다. 하고 싶은 일이 많아도 하루는 24시간이므로 당연히 수면 부채가 발생한다.

3~4주가 지나서야 실력이 향상된 이유는 실험 전에 누적된 수면 부채를 갚으려면 그 정도의 시간이 필요하기 때문이다. 주말에 몰아서 자도 수면 부채는 해결할 수 없다. 원하는 만큼 자라고 한들 실제로 잘 수도 없고, 애초에 잠은 저축할 수도 없다. 요컨대 수면의 문제는 '시간'을 조절해서 해결하기 어렵다는 말이다.

　　고작 40분의 수면 부채를 갚으려고 3주 동안 매일 14시간이나 이불 속에 들어가는 일은 비현실적이다. 또 드문 유전자를 갖고 있지 않은 한 단시간 수면으로는 버티지 못한다. 그러므로 수면 문제의 관건은 얼마나 수면의 질을 높이느냐다.

황금시간 90분으로
최고의 뇌와 몸을 만들자

세계적인 CEO는 수면을 관리한다

수면(자는 시간)과 각성(깨어 있는 시간)은 둘이서 한 몸이다. 잠을 잘 자야 가뿐하게 일어날 수 있고 깨어 있는 시간을 잘 보내야 숙면을 취할 수 있다. 스탠퍼드를 비롯한 여러 기관의 연구자나 일본과 미국의 경영자를 봐도 성과를 내는 사람은 잠에 대한 의식이 높다. 그들은 이미 수면을 관리하기 시작했다.

직장인이라면 누구나 건강관리를 위해 식사에 신경 쓰고 몸을 단련한다. 세계적인 경영자나 운동선수는 그와 동시에 수면을 중시한다. 수면이라는 기초가 탄탄해야 식사와 훈련의 효과가 오르기 때문이다. 이들은 최신 정보를 얻는 속도가 빠르므로 좋다고 생각하면 누구보다도 신속하게 받아들인다. 마케팅 용어로 설명하자면 수면 전문가는 최신 지식을 낳는 이노베이터innovator(혁신 수용자)이고 세계적인 경영자나 운동선수는 얼리어답터early adapter(초기 채용자)라고 할 수 있다. 수면 의학 연구가 발전해 최신 정보를 손에 넣은 사람들은 수면이 각성 시의 뇌와 신체 기능을 결정한다는 사실을 누구보다도 빨리 알아차렸다.

일반적으로 얼리어답터는 전체의 13.5퍼센트다. 얼리어답터의 뒤를 잇는 얼리머조러티early majority(전기 추종자)는 전체의 34퍼센트를 차지한다. 일단 이 34퍼센트를 목표로 해보자.

얼마 전까지만 해도 '잠이 곧 휴식'이라는 낡은 인식이 버젓이 통용되었기에 지금도 여전히 '쉬지 않아도 괜찮다!'라며 끝까지 버티는 사람도 있다. 이런 사람은 아마 잠이 중요하다고 아무리 말해도 귀를 기울이지 않을 것이다.

전체의 14퍼센트를 차지하며 오로지 현상 유지에 집착하는 사람은 래거드laggard(지각 수용자)다. 직역하면 '굼뜬 사람'인데 이들은 시대 변화에 흥미가 없고 새로운 것을 의심과 부정의 눈으로 바라보며 매우 보수적이다. 사회에는 이러한 성향의 사람들도 일정 수 존재한다. 여러분은 적어도 래거드의 일원은 아닐 것이다.

맨 처음 90분을 깊게

뛰어난 사람은 당연히 바쁘다. 그렇기에 수면 시간을 제대로 확보하기도 어렵다. 그러므로 나는 '수면의 질을 최대한 높이 끌어올리는 방법'을 제안하려고 한다.

사람은 잠들고 나서 눈뜰 때까지 계속 똑같은 형태로 수면을 취하지 않는다. 수면에는 렘수면(REM 수면, 뇌는 깨어 있고 몸은 자는 수면)과 논렘수면(Non-REM 수면, 뇌도 몸도 자는 수면)이 있는데 자는 동안

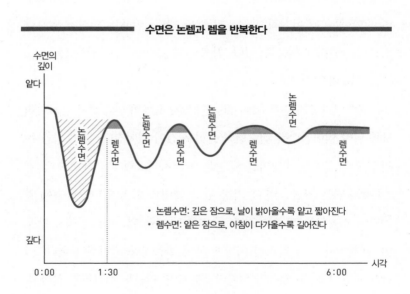

수면은 논렘과 렘을 반복한다

수면의
깊이

얕다

논렘수면

렘수면

논렘수면

렘수면

논렘수면

렘수면

논렘수면

렘수면

- 논렘수면: 깊은 잠으로, 날이 밝아올수록 얕고 짧아진다
- 렘수면: 얕은 잠으로, 아침이 다가올수록 길어진다

깊다

0:00   1:30   6:00   시각

POINT 가장 깊은 잠은 잠든 직후에 찾아온다!

두 종류의 수면이 반복된다.

잠이 들면 곧바로 논렘수면이 찾아온다. 특히 맨 처음 90분을 차지하는 논렘수면은 수면 주기 전체에서 가장 깊은 잠이다. 사람을 이 단계에서 깨우기는 매우 어렵고 억지로 깨우면 일어나서도 머리가 개운하지 않다. 뇌파를 측정하면 비활성 상태를 나타내는 '크고 서행 운전하는 듯한 느린 파형'이 나타나므로 '서파徐波 수면'이라고도 부른다.

입면 직후 약 90분 뒤에는 첫 번째 렘수면이 찾아온다. 눈꺼풀 아래에서 안구가 재빠르게 움직이는 '급속 안구 운동'이 나타나며 렘수면 동안에는 꽤 현실적인 꿈을 꾸기도 한다. 이때는 의식이 없으나 비교적 간단하게 깨울 수 있다. 참고로 렘REM이란 급속 안구 운동Rapid Eye Movement의 약자다.

논렘수면과 렘수면은 날이 밝을 때까지 4, 5회 반복해서 나타나며 보통 날이 밝아올수록 렘수면의 출현 시간이 길어진다. 날이 밝을 무렵 얇고 긴 렘수면이 찾아올 때 눈을 뜨면 자연스럽게 일어날 수 있다.

논렘수면은 입면 직후에 가장 깊고 반대로 아침이 다가올수록 얕아지며 지속 시간도 짧아진다. 수면을 관리할 때는 '첫 번째 논렘수면' 단계에서 깊이 자려면 어떻게 해야 좋을지를 고민해야 한다. 이 단계에 깊이 잘 수 있다면 뒤따라오는 수면 리듬도 제자리를 찾아 자율신경이나 호르몬도 원활하게 기능하므로 다음 날 일의 능률도 올라간다.

이처럼 입면 직후 90분 동안 이어지는 가장 깊은 잠이 최고의 수면으로 가는 열쇠를 쥐고 있다.

잠든 직후에 생성되는 '최강 호르몬'

잠든 직후 90분을 '수면의 골든타임'이라고 부르는데, 이 시간은 말 그대로 황금이라 할 만하다.

성장 호르몬은 첫 번째 논렘수면이 찾아올 때 가장 많이 분비된다. 가장 깊게 자야 할 첫 번째 논렘수면의 질이 떨어지거나 외부의 방해를 받으면 성장 호르몬은 제대로 분비되지 않는다. 성장 호르몬은 아이의 성장에만 관여하는 호르몬이 아니다. 성인의 세포 증식을 돕거나 정상적인 신진대사를 촉진하는 작용도 한다. 노화 방지에 효과가 있다는 사실 역시 널리 알려져 있다.

또 장시간 깨어 있으면 '자고 싶다'라는 수면 욕구, 즉 수면 압력이 커지는데 첫 번째 논렘수면에서 수면 압력의 대부분이 해소된다. 황금시간 90분의 질을 높이면 개운한 아침을 맞이할 수 있다. 그리고 낮 시간의 졸음도 사라진다. 더 나아가 푹 잤는데 피로가 풀리지 않는 일도 없어진다.

자세한 내용은 2장에서 이야기하겠지만 가령 4시간만 잤다고 해도 맨 처음 90분 동안 수면의 질이 좋으면 4시간의 질을 극대화할 수 있다. 바꿔 말하면 잘 시간이 없을수록 절대로 90분의 질을 떨어뜨려서는 안 된다. 전체 수면은 물론 다음 날의 작업 능률까지 은이나 동은 커녕 고철 덩어리로 변한다.

수면의 역할이 무엇인지를 파악하기 위해 논렘수면 방해 실험을 할 때가 있는데, 맨 처음 90분을 방해하면 이어지는 수면은 측정 불가능할 정도로 흐트러져 실험을 이어갈 수 없으므로 보통 두 번째 논렘수면부터 방해한다(따라서 지금 막 잠든 사람은 깨우지 않는 편이 좋다). 그만큼 맨 처음 90분은 수면에 없어서는 안 될 가장 중요한 바탕을 이룬다.

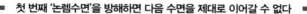

첫 번째 '논렘수면'을 방해하면 다음 수면을 제대로 이어갈 수 없다

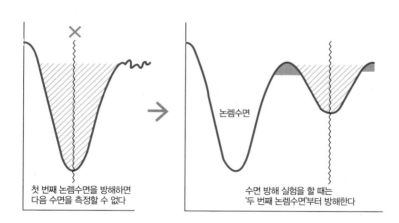

논렘수면

첫 번째 논렘수면을 방해하면
다음 수면을 측정할 수 없다

수면 방해 실험을 할 때는
'두 번째 논렘수면'부터 방해한다

POINT 수면은 시작이 좋으면 전부 좋다!

Better than nothing 법칙

그럼에도 한 가지 미리 말해두자면 단시간 수면자가 아닌 보통 사람은 적어도 6시간 이상 자는 편이 가장 좋다. 시간에 얽매이지 않는 편이 좋다고 말했지만 수면 시간을 적어도 6시간은 확보해준다면 수면 학자로서도 기쁘겠다.

하지만 최소한의 수면 시간도 확보하기 어려운 사람에게 차선책을 제공하는 것이 이 책의 목적이다. 'Better than nothing'이란 '안 하는 것보다 낫다'라는 의미지만 실제로는 나은 정도가 아니다. 이 책에서 제안하는 '수면의 차선책'은 인생의 질까지 바꿀 것이다.

차선책을 뒷받침하는 요소이며 황금시간 90분을 얻고자 할 때 빼놓을 수 없는 두 가지 스위치는 '체온'과 '뇌'다. 이에 관해서는 4장에서 자세히 설명하겠다. 잘 자는 것만으로는 능률이 오르지 않는다.

거꾸로 말하면 이상적인 수면 시간을 확보하지 못한다 해도 잠자는 방식을 바꾸면 수면의 질이 높아지고 각성 시의 컨디션이 제자리를 찾을 뿐 아니라 기력도 왕성해진다.

그렇다면 양질의 수면은 우리가 깨어 있을 때 구체적으로 어떤 영향을 미칠까. 수면에는 과연 어떤 힘이 숨어 있을까. 지금부터 수면에 잠재된 힘을 파헤치면서 신비로운 수면의 본질에 다가가는 여행길로 발걸음을 옮겨보자.

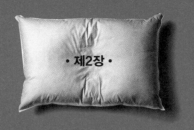

제2장

왜 인생의
3분의 1이나 자야 할까?

우리는 꿈의 재료이며
우리의 짧은 인생은 잠으로 둘러싸여 있다.

_셰익스피어

세계적인 경영자가 중요시하는
잠의 공통점

정상급 선수일수록 잠에 까다롭다

소치 올림픽에 출전한 일본인 선수 100명이 어떤 침구를 선호하는지 분석한 적이 있다. 선수들의 취향을 조사하고 나에게 분석을 의뢰한 곳은 침구 제조업체인 에어위브_airweave_였다. 에어위브는 선수들이 애용하는 고반발 매트리스로 유명하다.

자료를 분석해보니 종목별로 선수들이 좋아하는 매트리스는 확연히 다르게 나타났다. 몸집이 크고 근육이 탄탄한 봅슬레이 선수와 날씬하고 근육이 유연한 피겨스케이팅 선수는 표현하는 기술이 전혀 다른 만큼 수면 취향도 달랐다. 전자는 단단한 매트리스를 선호하고

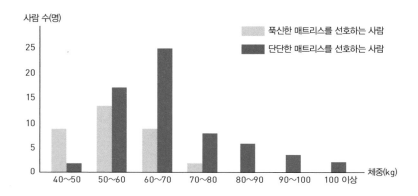

체중에 따라 선호하는 매트리스가 다르다

사람 수(명)

■ 푹신한 매트리스를 선호하는 사람
■ 단단한 매트리스를 선호하는 사람

체중(kg)

POINT 체중이 무거운 사람일수록 단단한 침구가 잘 맞는다

후자는 비교적 푹신한 매트리스를 선호했다. 이러한 선호도는 선수가 아닌 사람에게도 비슷하게 나타나는데 체중이 무겁고 체격이 좋은 사람일수록 단단한 매트리스를 고른다.

선발된 대표 선수와 후보 선수를 비교하면 더 흥미로운 사실을 발견할 수 있다. 대표 선수는 후보 선수보다 수면에 훨씬 까다로웠다. 정상급 선수일수록 침구, 밝기, 실내 온도 등 잠잘 때의 환경에 뚜렷한 자신만의 취향이 있었다.

그들은 시합에서 최고의 성과를 내고 의욕적으로 기록을 향상하려면 깨어 있을 때 열심히 훈련하고 식사에 신경 쓰는 것만으로는 부족하다는 사실을 잘 안다. 그렇기에 잠자리에 민감하고 항상 최적의 환경을 찾으려 애쓴다.

정상급 선수의 확고한 취향은 승부를 향한 집념으로도 보이는데 이는 직장인에게도 해당하는 이야기가 아닐까.

영양가 없는 수면 정보에서 벗어나려면

종종 프로 테니스 선수, 메이저리그 선수, 스모 선수 등에게 조언하거나 세계적인 CEO와 수면을 주제로 이야기할 기회가 있다. 대화를 나누다 보니 직업, 인종, 연령, 성격은 제각각 달라도 이른바 '초일류'라 불리는 사람들에게는 아래와 같은 공통점이 있다.

- 자신의 전문 분야에서 성과를 거둔다.
- 전문 분야를 넘어선 영역에서도 깊은 통찰력을 발휘한다.
- 일을 처리하고 운영하는 요령을 안다. 즉, 성공하는 보편적인 방법을 안다.
- 탁월한 행동력을 보인다.
- 올바른 정보 수집 능력과 이해력이 무기다.

이들은 노력과 성공이라는 과정을 거치며 인격도 잘 닦아왔기에

"선생님이 해주신 조언 덕분에 수면의 질이 좋아졌습니다."라며 기분 좋은 말을 해주지만 사실은 그렇지 않다. 조언만으로 사람은 변하지 않는다.

핵심은 다섯 번째에서 말한 '올바른 정보 수집 능력과 이해력'이다. '초일류'는 주변에 많은 사람이 모이므로 온갖 이야기를 듣는다. 하지만 결코 대량의 정보에 휘둘리지 않는다. 영양가 없는 정보의 바다에서 꼭 필요한 자료만을 취사선택하는 '올바른 정보 수집력'을 갖추었기 때문이다. 그렇기에 초일류에 속하는 사람은 성공으로 가는 최단 경로를 파악해 단기간에 결과를 낸다.

수면 정보 역시 영양가 없는 내용에서 벗어날 수 있도록 우선 엄선한 핵심만을 제대로 전하고자 한다.

지식은 뇌의 수면을 돕는다

수면 지식은 심각한 수면 장애에도 도움이 된다.

일본과 미국에서 만성적인 불면 증상을 안고 사는 사람은 대략 20~30퍼센트로 추정되는데, 그들 대부분에게는 '불면증 치료에는 수면제'라는 인식이 있다. 지금은 부작용이 적은 좋은 약이 나와 있으나 문제는 중독성과 의존성이다. 수면제를 계속 먹으면 복용량이 점차 늘어나 약을 먹지 않은 날에는 잠을 이루지 못한다.

반면 불면증은 위약placebo 효과가 크게 나타난다. 즉, 의사가 아주

강한 수면 유도제라고 설명하고는 평범한 밀가루로 만든 알약을 처방해도 약을 복용한 환자가 쉽게 잠들기도 한다.

한마디로 수면은 뇌와 관련이 깊다. 그래서 약을 쓰지 않고 불면증을 낫게 하려는 '인지 행동 치료'라는 치료법이 등장했다.

- 올바른 지식을 습득해 깊이 이해한다(인지).
- 다음 날 활동의 질과 능률을 올려주는 행동을 설정한다(행동).

예를 들어 일의 압박이 심해서 잠이 오지 않아 술을 마시고 자려는 생각으로 많은 양의 알코올을 마시는 사람이 있다고 하자. 이는 대표적인 잘못된 인지와 행동이다. 대량의 알코올은 숙면을 방해하고 수면의 질을 현저하게 떨어뜨린다. 또한 이뇨 작용을 일으켜 음주로 섭취한 수분 때문에 화장실에 가고 싶어져 잠에서 깨기도 한다. 수면의 양을 확보할 수 없는 사람이라면 절대 하지 말아야 할 수면법이다.

지금부터 이 책에서 이야기할 올바른 지식을 이해한 다음 올바른 행동을 설정하자. 업무 압박으로 잠이 오지 않을 때는 4장 이후에 언급할 두 개의 스위치를 켜서 잠으로 이끌자. 올바른 행동이 습관이 되면 스트레스로 인한 불면은 사라진다. 이것이 바로 수면의 인지 행동 치료법이다.

인지 행동 치료의 장점은 약물과 달리 의존성이나 부작용이 없고 도중에 멈춰도 반동 현상~rebound phenomenon~(약물의 복용량을 줄이거나 중단했을 때 증상이 급격히 악화되는 현상—옮긴이)이 나타나지 않는다는 점이다. 게다가 돈도 들지 않는다.

수면 임상의사들의 말에 따르면 먼저 환자에게 수면 생리를 설명한 다음 인지 행동 치료를 실시하면 효과가 높게 나타난다고 한다. 따라서 이번 장에서 설명하는 수면의 기초 지식을 이해하고 불필요한 정보를 버린 다음, 수면을 돕는 행동 전략으로 넘어가는 것이 좋다. 빠르게 읽을 수 있도록 중요한 내용만을 추렸지만 이미 아는 내용이라면 가볍게 훑으며 확인하고 넘어가도 괜찮다.

수면에 부여된
다섯 가지 역할

한밤중 뇌와 몸에서는 어떤 일이 벌어질까?

푹 자고 일어난 다음 날, 뇌와 몸은 어떤 상태일까?

- 머리가 맑아져 아이디어가 쉽게 떠오른다.
- 집중력이 유지되어 사고의 정밀도가 높아진다.
- 몸 상태가 균형 잡히고 가뿐해지므로 오랜 시간 일에 몰입할 수 있다.

그렇다면 어떻게 해야 푹 잘 수 있을까. 해답은 역시 한밤중, 특히 잠든 직후 90분에 있다. 이때 수면이 제 역할을 다한다면 다음 날 일의 능률은 눈에 띄게 오른다. 장기적으로는 뇌와 몸과 마음의 건강으로 이어진다.

잠자는 동안 뇌와 몸에서 어떤 일이 벌어지는지를 알면 푹 잔다는 말이 어떤 의미인지, 즉 양질의 수면이 무엇인지를 깨닫게 될 것이다. 수면이 수행하는 역할은 주로 다섯 가지이며 다음과 같다.

① 뇌와 몸에 휴식을 준다

수면의 역할에서 휴식은 빼놓을 수 없다. 수면이 곧 휴식은 아니지만 수면의 중요한 역할이 휴식이라는 점은 분명하다. 전원이 완전히 꺼지지는 않으나 잠잘 때 뇌와 몸은 말 그대로 '수면 상태'에 들어간다.

우리의 의지와 상관없이 인간의 몸에서는 언제나 자율신경이 작동한다. 자율신경은 체온을 유지하고 심장을 움직이며 호흡하고 소화하고 호르몬과 신진대사를 조절한다.

잘 알려진 대로 자율신경은 활동에 관여하는 '교감신경'과 휴식에 관여하는 '부교감신경'으로 이루어져 있다. 24시간 내내 일하는 두 신경은 번갈아가며 어느 한 쪽이 30퍼센트 정도 우위를 차지한다.

낮에는 교감신경이 우세하다. 체내에서는 혈당, 혈압, 맥박이 오르고 근육, 심장의 움직임이 활발해진다. 뇌에서는 긴장감이 늘고 집중력이 오른다. 긴장하거나 집중하면 신경세포가 활발히 움직이므로 빠른 파형의 뇌파가 나타난다. 반대로 긴장이 풀리면 스트레스 해소에 도움이 되는 알파파 등 느리고 차분한 뇌파가 나타난다.

논렘수면일 때와 식후에는 부교감신경이 우세하다. 따라서 심장 활동과 호흡이 느려진다. 식후에는 위장이 활발하게 움직이고 소화와 배설이 촉진된다.

두 가지 활동 모두 중요하지만 직장인은 교감신경이 우위일 때가 너무 많다는 점이 문제다. 하루 중 대부분의 시간 동안 활동 상태에 놓여 있으므로 몸과 뇌가 지쳐서 스트레스가 쌓인다. 밤에 부교감신경이 원활하게 우위를 점하지 못하면 잠을 잘 이루지 못하고 얕은 잠을 잔다. 급기야 자율신경의 균형이 무너져 체온과 소화 기관의 활동 등 기초적인 신체 기능이 모두 흐트러진다.

최고의 수면이 수행해야 할 첫 번째 역할은 잠든 직후 가장 깊은 논렘수면이 출현하는 황금시간 90분 안에 원활하게 부교감신경을 우위로 전환해 뇌와 몸에 휴식을 가져다주는 것이다.

② 기억을 정리해서 정착시킨다

여러 연구팀이 독자적 데이터를 바탕으로 의견을 정리하다 보니 기억에 관한 지식은 아직 완벽하게 통합되지 않았다. 그러나 학습 후에 잠을 자면 기억이 정착된다는 연구 결과를 내놓은 연구자들이 많다. 수면과 기억에 관해서는 여러 학자의 연구를 바탕으로 다음과 같이 정리할 수 있다.

- 렘수면 중에 에피소드 기억(언제 어디서 무엇을 했는지에 관한 기억)이 고정된다.
- 황금시간 90분에 찾아오는 깊은 논렘수면은 나쁜 기억을 지워버린다.
- 입면 초기와 새벽녘의 얕은 논렘수면 단계에서는 몸으로 익힌 기억(의식하지 않아도 외워지는 기억)이 고정된다.

즉, 시간의 흐름에 따라 논렘수면과 렘수면 주기를 몇 차례 반복하면 점점 얕은 수면으로 이동하면서 기억의 정리와 정착이 이루어진다. 기억이라고 하면 보통 입력을 떠올리는데 나쁜 기억과 불필요한 기억을 잊는 것도 중요하다.

최근에는 입면 직후 가장 깊은 논렘수면이 찾아올 때 해마에서 대뇌피질로 정보가 이동하면서 기억이 보존된다는 보고도 있다. 이러한 연구 결과만 보아도 수면이 기억에 중요한 역할을 담당한다는 사실을 알 수 있다.

신생아 때는 렘수면이 약 90퍼센트를 차지하다가 뇌가 발달하면서 렘수면이 감소해 13세 무렵에는 성인과 비슷할 정도로 논렘수면의 비중이 커진다. 이 사실을 바탕으로 '렘수면은 뇌의 발달에 관여한다'

라는 가설이 등장해 연구가 이루어지고 있으나 아직 많은 부분이 베일에 싸여 있다. 이 분야는 내 생애에 걸친 연구 주제 가운에 하나이기도 하므로 반드시 밝혀내고 싶다.

그러나 잠잘 때 뇌가 기억을 처리한다는 사실에서 도출한 '수면 학습법은 효과 있다'라는 가설은 내가 아는 한 아무 증거도 없는 불필요한 정보다.

③ 호르몬의 균형을 맞춘다

뇌는 호르몬의 균형을 제어하므로 수면 시에는 다양한 호르몬 작용이 이루어진다. 호르몬은 생활습관병과도 밀접한 관계가 있으므로 잘 알아두는 편이 좋다. 양질의 수면 역시 생활습관병을 예방하는 데 긍정적 영향을 미친다는 사실이 연구로 밝혀졌다.

수면을 제한하면 지방 세포에서 분비되는 '식욕을 억제하는 렙틴'이 감소하고 위에서 분비되는 '식욕을 돋우는 그렐린'이 증가한다는 사실은 앞서 이야기했다. 그 밖에도 세포를 재생해 신체 기능을 촉진하는 '아미노산'에도 변화가 생긴다.

성장 호르몬이 황금시간 90분 동안 가장 많이 분비된다는 사실도 앞에서 밝혔다. 성장 호르몬과 구조가 비슷하고 생식과 모성 행동에 관여하는 프로락틴prolactin이라는 호르몬 역시 첫 번째 논렘수면 단계에서 많이 분비된다. 피부는 수면과 긴밀한 관계에 있는 성호르몬과 성장 호르몬의 영향을 받기 때문에 잠을 자면 피부의 수분 함유량도 증가한다. 이처럼 수면과 호르몬 균형은 서로 밀접하게 영향을 주고받는다.

④ 면역력을 높여 질병을 물리친다

면역은 호르몬과 서로 영향을 주고받으므로 결과적으로 수면과도 깊은 관계가 있다. 잠을 제대로 못 자면 호르몬 균형이 무너져 면역 기능에도 이상이 생긴다. 따라서 감기, 독감, 암 등 면역 관련 질병에 걸릴 위험도 커진다.

수면의 역할 중 휴식은 큰 부분을 차지하므로 '감기는 자면 낫는다'라는 말은 면역력 향상과 휴식 측면에서 일리 있는 말이다. 실제로 독감 예방 백신을 맞아도 수면이 흐트러지면 면역력이 생기지 않아 백신 접종 효과가 나타나지 않는다는 보고도 있다.

또 류머티즘 같은 자가면역질환이나 알레르기는 기후 등 다양한 요인으로 발생하지만 면역 체계와도 관련이 깊다. 즉, 수면 시에 면역이 제대로 강화되지 않으면 알레르기가 악화할 위험도 있다.

⑤ 뇌의 노폐물을 제거한다

뇌는 두개골에 직접 닿아 있지 않다. 뇌척수액이라는 보호액에 둘러싸여 있어서 넘어져 머리를 부딪쳐도 뇌가 직접 뼈에 닿아 손상되는 일은 거의 없었다.

자그마한 '뇌의 수영장'이라고도 할 수 있는 뇌척수액의 양은 항상 약 150밀리리터로 일정하게 유지된다. 하루에 4회, 총 600밀리리터 정도가 재생성되어 6~8시간마다 전부 교체된다. 새로운 뇌척수액이 분비되어 오래된 액체가 배출될 때 뇌의 노폐물도 함께 제거된다.

뇌의 노폐물은 신경세포 활동이 활발한 각성 시에 쌓인다. 깨어 있는 낮 시간에도 노폐물 제거는 일어나지만 그것만으로는 노폐물이 쌓이는 속도를 따라잡을 수 없다. 그렇기에 뇌를 위해서라도 취침 시에 통합 관리를 해주어야 한다. 뇌에 쌓인 노폐물을 제대로 배출하지 못하면 치매 같은 질환에 걸릴 위험이 있다.

우리 연구실에서 실험한 결과, 치매에 걸릴 위험이 큰 유전자를 가진 쥐의 수면을 제한하자 치매 원인 물질 중 하나인 베타 아밀로이드 beta-amyloid가 쉽게 쌓였다. 베타 아밀로이드는 잠을 자면 정상적으로 분해·배출돼 축적되지 않는 뇌의 노폐물이다.

해당 실험군 쥐에게 수면제를 투여해 억지로 재우자 베타 아밀로이드의 침착률도 떨어졌다. 우리는 연구 결과를 《사이언스》에 발표했는데 쥐뿐 아니라 인간에게서도 '수면 장애와 치매의 위험'에 관해 유사한 데이터가 발견되고 있다.

물론 이 연구 결과는 '수면을 제한하면 알츠하이머병에 걸릴 확률이 높은 사람의 치매 발병률을 촉진한다'는 의미를 담고 있으므로 수면 부채는 치매의 직접적인 원인이 아니며 어디까지나 위험 인자라고 봐야 한다. 하지만 분명한 사실은 뇌의 노폐물이 제대로 배출되지 않으면 치매뿐 아니라 장기적으로 뇌에 손상을 일으킨다는 점이다.

자기 전에 안약을 넣으면 눈이 좋아진다?

지금까지 수면의 역할 다섯 가지를 살펴보았다. 그중 가장 큰 역할은 역시 맨 처음 언급한 휴식이다. 피로를 풀어야 작업 능률이 오르기 때문이다.

사람은 가만히 내버려두면 뇌와 몸을 혹사시킨다. 인류는 빛을 만난 뒤로 '밤은 어두워서 아무것도 할 수 없는 시간'이라는 생물로서의 대전제를 잃었고, 20세기 말부터는 당연하다는 듯이 24시간 체제로 돌아가기 시작했다. 그렇기에 더욱 의식적인 휴식이 필요하며 수면이라는 휴식 시간을 최대한 활용해야 한다.

나는 컴퓨터의 영향으로 눈이 자주 피로하다. 원래부터 시력이 낮기도 하지만 그래픽 작업을 하고 나면 건조한 눈의 표본 같은 상태가 된다. 직장인 중에는 비슷한 이유로 고민하는 사람이 적지 않을 것이다. 그럴 때마다 몇 번이고 눈의 피로를 풀어주는 안약을 사용하는데 밤에 자기 전에 넣고 눈을 감으면 눈을 쓰지 않는 휴식기에 회복이 이루어지므로 왠지 효과가 더 좋은 것 같다.

안과는 내 전문 분야가 아니지만 안약 사용은 대증 요법이므로 일시적으로 증세가 호전될 뿐 근본 원인을 제거하지는 못한다. 하지만 휴식과 병행한다면 효과가 한층 높아지므로 여러 가지로 머리를 굴려 방법을 써보는 것도 좋다. "감기약을 먹었으면 푹 자라."는 어머니의 조언 역시 일리 있는 말이었다.

수면의 종착역,
꿈의 신비

꿈은 많이 꾸는 편이 좋다

다섯 가지 역할 이외에도 수면을 말할 때 빼놓을 수 없는 것이 '꿈'에 관한 이야기다. 우리는 왜 꿈을 꿀까? 애초에 꿈이란 어떤 현상이며 어떤 역할을 할까? 비밀에 싸인 꿈의 세계를 살짝 둘러보자.

꿈은 렘수면일 때 꾼다고 아는 사람이 많을 것이다. 분명 우리는 렘수면일 때 꿈을 꾼다. 하지만 실험을 통해 논렘수면 중에도 제법 꿈을 꾼다는 사실을 발견했다. 우리는 밤중에 항상 꿈의 세계로 놀러 가는 셈이다.

1950년대에 렘수면을 발견한 직후 렘수면 중에 꿈을 꾼다는 사실이 밝혀졌는데 1957년 디멘트 교수가 사람은 논렘수면 중에도 꿈을 꾼다는 연구 결과를 보고하였으며 그 후 여러 연구자에 의해 같은 주장이 검증되었다. 잠에서 깨어났을 때 기억하는 꿈은 대개 눈 뜨기 직전에 꾼 꿈이다. 사람은 보통 얕은 렘수면을 반복하다가 잠에서 깨므로 렘수면일 때 꿈을 꾼다고 알려져 있었다.

그런데 깊은 논렘수면에 빠진 사람을 깨워보니 실제로는 논렘수면 중에도 꿈을 꾸었다. 렘수면일 때는 줄거리가 있고 실제 경험에 가까운 꿈, 논렘수면일 때는 추상적이고 앞뒤가 맞지 않는 꿈이 많았다.

몸은 자고 뇌는 깨어 있는 렘수면 중에는 각성 상태일 때와 마찬가지로 대뇌피질이 활성화하고 대뇌의 운동 영역에서 손발에 해당하는 신경세포가 꿈에 반응한다. 즉, 뇌 안에서는 몸을 써서 현실에 가까운 꿈의 세계를 체험하고 있으므로 내용이 구체적이고 합리적이다.

개나 고양이를 기르는 사람이라면 동물도 꿈을 꾼다는 사실을 알 것이다. 예전에 수십 일에 걸쳐 수면 중인 개의 뇌파를 기록할 때 잠든 개가 신이 난 듯 꼬리를 흔드는 일을 자주 목격했다. 이때 개는 한창 렘수면 중이었다.

논렘수면 중에는 뇌도 잠든 상태이므로 꿈을 꾸어도 대뇌의 운동 영역은 활성화하지 않는다. 깊은 수면 중에 갑자기 깨우면 잠에 취해 한동안 정신이 멍하고 장소와 시간의 일관성이 사라질 때가 있는데 논렘수면 중에 꾸는 꿈도 바로 이러한 상태에 가깝다.

잠에서 깨어난 직후 추상적이고 내용을 파악하기 어려운 꿈을 기억하고 있다면 논렘수면 중에 깨어났다고 볼 수 있다. 이는 '사람은 렘수면일 때 저절로 눈이 떠진다'라는 틀에서 벗어나므로 수면 리듬이 흐트러졌을 가능성도 생각해볼 수 있다.

그리고 렘수면과 논렘수면이 교대할 때마다 꿈의 양식이 바뀐다는 사실도 알았다. 이를 바탕으로 생각해보면 꿈을 꾼 횟수가 많을수록 렘수면과 논렘수면의 수면 주기가 제대로 돌아간다는 말이 된다.

즉, 정상적인 리듬에 맞춰 잠든다고 하면 사람은 매일 밤 7, 8회 정도 제각각 다른 꿈의 세계를 여행한다. 제대로 자면 잘수록 마지막에 꾼 꿈만 기억에 남는다는 점은 아쉽지만 말이다.

원하는 꿈을 꿀 수 있을까?

덧붙여 왜 새벽녘에 꾼 꿈은 기억이 날까? 새벽에 꾸는 꿈 자체에 무언가 의미가 있을까? 아마도 각성 직전의 렘수면 단계에 꾸는 꿈은 '깨어날 준비'라는 역할을 맡고 있는 듯하다.

이는 꿈을 꾸는 이유와도 관련이 있다. 잠에 취하지 않도록 정기적으로 렘수면을 발생시켜 대뇌를 활성화하고 교감신경을 우위에 두어 잠에서 깨어나는 순간과 그 이후의 각성 활동을 준비하는 것이다. 이것으로 아침이 가까워질수록 합리적인 꿈을 꾸는 렘수면이 길어지는 이유도 설명이 된다.

그렇다면 자신이 '원하는 꿈'은 꿀 수 있을까?

렘수면 발견 이후 10년 사이에 렘수면 동안 꿈을 꾼다는 사실을 비롯해 렘수면에 관한 중요한 사실을 대부분 밝혀냈다. 렘수면에 관여하는 신경은 어디에 있으며 신경의 작용 원리는 무엇인지 등에 관한 내용이 이에 해당한다. 하지만 여전히 밝혀내지 못한 일도 많다. '원하는 꿈을 꿀 수 있을까'라는 의문도 렘수면 발견 직후부터 다양한 방법으로 검증이 시도되었다. 구체적으로는 다음과 같은 조사가 이루어졌다.

- '꾸고 싶다'고 생각한 꿈을 미리 밝히고 실제로 그 꿈을 꾼 확률을 구한다.
- 자는 사람의 귀에 숨을 불어넣거나 차가운 물을 얼굴에 뿌리는 등 소리, 열, 피부 접촉으로 감각을 자극했을 때 꿈 내용이 변하는지 혹은 자극이 꿈 내용에 섞이는지를 알아본다.

결론을 말하자면 원하는 꿈을 꾸는 일은 불가능하다. 희망 사항과 꿈 내용이 일치하거나 자극을 받아 꿈이 변하는 일은 우연히 일어날 확률을 넘어설 빈도만큼 발생하지는 않았다.

한번은 대학 강의실에서 100명이나 되는 학생이 조금 떨어진 장소에서 자는 특정 학생 1명에게 꿈꾸었으면 하는 내용을 일제히 말했을 때, 그 내용대로 꿈꾸는 일이 가능한지에 대한 실험도 진지하게 이루어졌다. 지금은 웃어넘길지도 모를 일이지만 당시에는 학생도 교수도 심각하게 실험에 참여했다. '꿈을 꾸는 수면'의 발견은 그만큼 충격적인 사건이었다.

수면의 질이
각성 수준을 결정한다

수면이 부족하면 그만큼 손해다

꿈에서 깨어났을 때, 여러분은 수면의 질에 얼마나 만족하는가?

"잠을 하나도 못 잤어요. 불면증인 것 같아요."

미국에서나 일본에서나 불면증을 호소하며 수면 클리닉을 찾아오는 다양한 사람을 진찰하고 검사해보면 실제로는 막상 잘 자는 사례가 많았다.

의사들은 보통 '오인'miss-perception으로 결론 내리지만 당사자는 '양의 문제'(잠을 못 잤다)인 줄 알았는데 실제로는 '질의 문제'(잤는데도 피로가 풀리지 않는다)인 경우도 있다. 혹은 알아채지 못한 어떤 질병이 원인일 가능성도 있다. 원인이 무엇이든지 간에 환자가 피곤을 느낀다는 것은 분명 수면에 문제가 있다는 이야기다.

자신의 수면에 만족한다고 말하는 사람은 얼마 없다. '잠을 설쳤다', '수면 부족이다', '잠을 잤는데도 피곤하다'고 말하는 사람은 어림잡아 전체의 70퍼센트 이상이다. 반대로 만족한다고 말하는 사람은 30퍼센트에도 미치지 못한다.

그런데도 수면에 대해서는 불만족한 상태를 당연하게 받아들인다. 그다지 불행한 일로 여기지도 않는다. 수면 불만족을 해소하면 뇌와 몸의 기력이 되살아나 집중력 저하나 컨디션 불량 같은 부정적인 문제가 한없이 0에 가까워질 텐데 말이다.

'수면의 질'은 어떻게 알 수 있을까?

그렇다면 어떻게 해야 만족할 만한 수면인지를 정확히 알 수 있을까? 수면의 질을 과학적으로 측정하기 위해 전문가는 '수면다원기록기'라고 불리는 장치를 이용해 뇌파, 근전도, 안구 운동, 심전도 등을 기록한다. 다원기록기polygraph란 여러 생체 신호를 동시에 측정하는 장치를 뜻한다. 이 장치는 수면의 깊이와 양을 측정하기 위해 1950년대에 만들어졌다. 현재에 이르기까지 발전을 거듭해 다각도로 각 부위의 움직임을 측정할 수 있게 되었다.

렘수면 동안에는 근육에 힘이 빠지므로 근전도를 잰다. 그리고 급속안구운동이 나타나므로 안구도 측정한다. 수면무호흡증후군sleep apnea syndrome은 발생 빈도가 높고 위중한 수면 장애이므로 호흡과 동맥혈 산소 포화도를 동시에 잰다. 동시 측정한 데이터를 바탕으로 수면의 각 4단계에서 30초 단위로 점수를 매겨 판독하는 검사를 수면다원 검사polysomnography라고 한다.

건강한 사람은 수면 패턴이 어느 정도 정해져 있으므로 수면의 깊이와 이행 패턴이 평소와 같다면 양질의 수면으로 봐도 좋다. 하지만 수면의 양과 질을 정확하게 측정해주는 시설은 한정되어 있고 까다로우며 시간도 오래 걸린다. 환자가 검사실에 누워 있어야 할 시간도 길고 의료 관계자 역시 수고스럽다. 당연히 검사 비용도 비싸다. 무엇보다 검사실의 수면 환경이 가장 성가시다. 데이터를 기록하기 위해 몸 여기저기에 장치를 부착해놓으니 오히려 더 잠들지 못해 평소와 같은 수면 상태를 측정하기는 어렵다.

검사가 어려운 만큼 과학적 진단을 받기 전에 먼저 자각 증상이라는 가장 정밀한 검사 방법을 최대한 활용해야 한다. 수면은 누구와도 공유할 수 없는 개인적 경험이기 때문이다. 그리고 잠자기 전후뿐 아니라 다음 날 일을 할 때도 자신의 감각을 점검하면 질 좋은 수면을 취했는지 알 수 있다.

우리는 수면과 떼려야 뗄 수 없는 관계다. '졸리다', '좀 더 자고 싶다'라는 감정은 수면이 우리에게 보내는 '조난 신호'나 다름없다. 반대로 낮에 컨디션이 좋고 집중력이 지속된다면 수면이 제대로 임무를 완수해내고 있다는 내용을 담은 '밤의 세계에서 보내는 은밀한 보고'로 받아들여도 좋다.

소리 없이 목을 죄는 수면무호흡증후군

수면으로 고민하는 많은 사람이 이 책의 조언을 참고한다면 대부분 상태가 호전될 것이다. 하지만 수면에는 베일에 싸인 영역이 여전히 많고 예상하지 못한 질병이 숨은 경우도 있으므로 주의해야 한다.

수면 불만족으로 집중력이 급격히 저하되는 등 일상생활에 심각한 문제가 발생한 사람은 수면 장애를 의심해봐야 한다. 되도록 꼭 한번은 진찰을 받아보는 것이 좋다.

특히 수면무호흡증후군은 발생 빈도가 높고 위험한 수면 장애다. 지방이 기도를 좁혀와 압박하는 것이 주요인으로 비만한 서양인에게 발생하기 쉽다. 반면 동양인은 마른 사람도 수면무호흡증후군에 걸린다. 얼굴이 평평하고 아래턱이 빈약한 사람이 많으며 원래부터 기도가 좁기 때문이다.

이 질병은 코골이를 위험 신호로 본다. 가족에게서 코를 심하게 골고 호흡이 자주 멈춘다는 지적을 받은 적이 있다면 수면무호흡증후군일 위험이 있다. 물론 코만 골고 호흡은 멈추지 않는 경우도 있고 건강한 사람이라도 수면 중에 때때로 호흡이 멈추기도 한다. 특히 술을 마신 날 밤에 일시적으로 호흡이 멈추는 일은 자주 있다. 성인은 10초 동안의 호흡 정지가 1시간에 5회 정도 나타날 때는 문제가 없다고 본다.

그러나 수면무호흡증후군이 발생하면 1시간에 15회 이상 호흡이 멈춘다. 16회 가까이 멈추는 사람도 있는데 이 상태라면 1분당 10초에서 20초 정도 목을 힘껏 졸린 상태로 자는 것과 마찬가지다. 이쯤 되면 자도 잔 것 같지 않다고 느끼는 것이 당연하다.

수면무호흡증후군은 다음과 같은 여러 가지 문제를 야기한다.

- 낮 동안 미세수면이 자주 발생한다.
- 비만, 고혈압, 당뇨병 등 다양한 생활습관병에 걸린다.
- 혈액의 점도가 높아져 심근경색, 뇌경색이 발생하기 쉽다.
- 휴식을 취할 수 없다. 자율신경, 호르몬, 면역도 정상적으로 작동하지 않는다.
- 중증인 상태를 방치하면 환자의 약 40퍼센트가 8년 이내에 사망한다.

캐나다에서 실시한 조사에서는 '수면무호흡증후군 환자가 치료를 받으면 개인의 연간 의료비 총액이 절반으로 줄어든다'는 결과가 나오기도 했다.

수면무호흡증후군은 마우스피스로 기도를 넓히거나 '지속적 기도 양압술'continuous positive airway pressure, CPAP에 쓰이는 양압기를 장착해 호흡 정지를 막는 치료를 받으면 비교적 간단하게 호전된다.

오늘날 수면무호흡증후군이라는 수면 장애는 과거에 비해 많이 알려졌으나 여전히 비만 체형인 중년 남성에게 나타나기 쉽다는 이미지가 강한 것 같다. 그러나 이것은 몸집이 큰 사람이나 어느 정도 나이가 든 사람에게만 해당하는 이야기가 아니다. 남녀 구분없이 어린이를 포함한 모든 연령대에서 발병한다. 또 심부전 등의 합병 질환으로 노인에게 발병할 위험도 크므로 주의해야 한다.

코를 골면 치아는 비명을 지른다

이처럼 코골이는 수면 장애의 신호로 볼 수 있다. 엄밀히 말하면 코골이는 입 호흡으로 이 역시 수면의 질을 떨어뜨린다.

포유류는 원래 코 호흡을 우선으로 한다. 조금 오래된 일이지만 성장기인 원숭이의 콧구멍을 막아 입 호흡을 유도한 실험이 있었다. 그 결과 단기간에 원숭이의 치열이 한눈에 알아볼 수 있을 정도로 나빠졌다. 정확하게는 양쪽 덧니가 앞으로 훨씬 돌출된 상태가 되었다. 코를 막자 과도하게 기도를 확보해 치아에 변형이 일어난 것이다. 그만큼 코 호흡이 중요하다.

이때부터 미국에서는 치과 교정을 하기 전에 잠잘 때 호흡 장애가 있는지 확인하게 되었다. 미국에서는 특히 치과 교정이 활발하게 이루어지므로 이는 중대한 사항이었다.

잠을 자도 졸음이 가시지 않는 사람은 깨어 있을 때 코로 들이쉬고 내쉬는 호흡을 자각하는 편이 좋다. 구체적으로는 낮에 의식해서 코로 들이쉬고 코로 내쉬는 복식 호흡을 하도록 하자. 매일 자기 전에는 심호흡을 해 교감신경을 진정시키고 부교감신경을 우위에 두자. 복식 호흡하는 습관을 들이면 잠잘 때도 입 호흡을 하지 않아 코골이도 사라질 것이다.

저명한 연구자의 삶을 바꾼 수면의 힘

이처럼 수면의 질이 나쁘면 건강도 눈에 띄게 악화된다. 낮 동안 일의 능률 역시 확실히 떨어진다. 특별한 재능을 가진 사람이 아니라면 작은 차이가 일 또는 학업의 성공을 좌우한다. 부정적 영향을 미치는 요소는 되도록 배제하는 것이 상책이다.

회사에서 리더이거나 중요한 직책을 맡은 사람이라면 의무적으로 수면의 질을 높여야 한다. 자신의 의사 결정으로 많은 사람에게 영향을 주는 위치에 있는 사람이 잠을 제대로 못 잤다고 집중하지 못하거나 컨디션을 망치거나 심지어 업무 중에 미세수면에 빠진다는 것은 절대 있어서는 안 될 일이다. 실제로 미국에서는 높은 자리로 올라갈수록 수면을 중시한다. 수면을 중시하는 태도가 미국 상층부의 강점이라고 절실히 느낄 정도다.

이름을 밝힐 수 없는 세계적인 연구자가 잠을 자도 피로가 풀리지 않고 낮에도 머리가 맑지 않아 고민에 빠진 적이 있었다. 이야기를 듣고 바로 수면 클리닉을 소개하고 예약을 잡아주었는데 진료 결과 수면무호흡증후군이라는 진단이 내려졌다. 매일 밤 '보이지 않는 손'에 목을 졸려가며 필사적으로 중요한 일을 해내느라 그가 감당해야 했을 부담의 크기를 생각하니 마음이 아팠다.

수면무호흡증후군은 무시무시한 질병이지만 대증 요법이기는 해도 마우스피스나 양압기를 사용하는 등 효과가 좋은 치료법이 개발돼 있다. 치료용 기구를 장착하자 연구자의 수면의 질은 순식간에 개선되었다.

"내가 얼마나 연구에 집중하지 못했는지 이제야 확실히 알겠다. 잠을 제대로 자니 낮 졸음도 사라지고 눈에 띄게 성과가 올랐다. 마치 뇌 이식 수술을 받은 것 같다."

치료 후 기쁨에 젖은 그의 말은 지금도 잊히지 않는다.

수면무호흡증후군에만 해당하는 이야기는 아니다. 반대로 말하면 현재 수면의 질이 나쁜 사람이 올바른 수면 지식을 배우고 수면 방식을 개선한다면 마치 뇌가 새로 태어난 것처럼 머리가 맑아지고 업무 성과도 올릴 수 있다는 이야기가 된다.

수면법을 바꾸었을 때의 효과는 헤아리기 어렵다. 수면의 질이 중요하다는 점을 염두에 두고 다음 단계인 '수면의 질을 좌우하는 황금 시간 90분'에 대한 이야기로 발걸음을 옮겨보자.

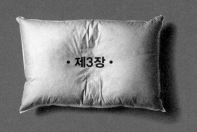

· 제3장 ·

숙면을 결정 짓는
황금시간 90분의 법칙

신은 현세에 있는 여러 가지 근심의 보상으로
우리들에게 희망과 수면을 주었다.

_볼테르

8시간 자고도 졸린 사람과
6시간 자고도 개운한 사람

왜 보드카를 마신 오페라 가수는 노래를 잘할까?

"어젯밤에 잘 잤나요?"

오페라 가수인 시모자키 교코下崎響子 씨는 동료들이 서로 이렇게 인사한다고 가르쳐주었다. 오페라 가수는 몸 컨디션이 일에 직접 영향을 미친다. 배우, 음악가 모두가 그렇지만 가수는 특히 몸이 악기다. 그녀의 이야기를 들으면서 더욱 흥미로웠던 내용은 잠자리에 들기 전에 보드카를 마시고 자는 가수가 많다는 사실이었다.

오페라는 상영 시간이 길다. 휴식 시간도 끼어 있으니 긴 작품이라면 5시간은 걸린다. 막을 내리는 시간이 밤 10시나 11시인 것도 당연한 일이다.

공연을 마치고 옷을 갈아입은 후 바로 귀가한다 해도 쉽사리 잠들지 못한다. 스포트라이트와 수많은 관객의 주목을 받으며 몸과 마음을 다해 노래하고 갈채와 환호에 둘러싸였기에 뇌와 몸은 극도로 흥분한 상태다. 그래서 알코올 도수가 높은 보드카를 꿀꺽 들이켠 다음 혹 하고 몰려오는 술기운을 빌려 잠을 청한다고 한다.

다량의 알코올은 수면의 질을 떨어뜨리지만 도수가 강한 술이라도 적은 양을 마시면 그럴 걱정은 없다. 체질에 따라 다르지만 술을 마시고 바로 누우면 맨 처음 90분을 제대로 깊이 잘 수 있다.

보드카는 알코올 도수가 보통 40도다. 개중에는 90도 가까운 종류도 있는 독한 술이다. 와인은 약 14도, 맥주는 약 5도인데, 이렇게 도수가 낮은 술을 장시간에 걸쳐 홀짝홀짝 마시는 것보다 도수가 높은 술을 한 모금 마시고 잠자리에 드는 편이 입면에 도움이 된다.

"맨 처음 졸음이 몰려오는 때를 절대 놓쳐서는 안 됩니다. 졸릴 때 일단 자두어야 깊이 잠들 수 있기 때문에 졸린 시점을 놓치면 아무리 오래 자도 개운한 수면을 취할 수 없습니다."

내가 이런 이야기를 하자 시모자키 씨는 "그런 이론은 몰랐지만 경험으로 몸이 알고 있었나 봐요."라며 놀라워했다. 수면이 다음 날 공연에 큰 영향을 미친다는 사실을 몸으로 터득해온 것이다.

눈을 감으면 찾아오는 수면 주기

건강한 사람은 눈을 감으면 10분 안에 잠이 든다. 이때 심장 박동 수가 점점 안정되고 교감신경의 활동이 저하되며 부교감신경이 우위를 차지한다.

잠든 직후에는 비교적 단시간 내에 가장 깊은 논렘수면에 도달한다. 이때 뇌파를 측정하면 '느리고 커다란 파형'이 나온다는 점 때문에 논렘수면을 '서파 수면'이라고 부른다는 이야기는 앞에서도 했다. 수면의 질이 좋은지 나쁜지는 뇌파로도 어느 정도 파악할 수 있다.

그 후 잠은 조금씩 얕아지고 깨어 있을 때와 마찬가지로 '진폭이 좁고 빠른 뇌파'가 갑자기 나타나면서 급속 안구 운동이 시작된다. 렘수면이 찾아온 것이다. 이때는 몸을 움찔움찔 움직이는 듯한 근육의 수축이 일어난다. 렘수면은 특히 유아에게서 뚜렷이 나타난다.

잠든 후 약 90분 동안 논렘수면이 이어지고 90분 뒤에 첫 번째 렘수면이 찾아온다. 첫 번째 렘수면은 몇 분 정도로 짧을 때도 있으며 이 렘수면이 끝나는 시점에 '수면 제1주기'가 완결된다.

논렘수면은 깊이에 따라 1~4단계로 나뉘며 단계를 거치면서 입면 시에는 깊어지고 각성 시에는 얕아진다.

수면은 이 과정을 반복한다. 제2주기 이후의 논렘수면은 제1주기 때만큼 깊어지지 않는다. 6~7시간을 잔다고 가정하면 제4주기에 이를 때까지 90~120분짜리 수면 주기를 4회 정도 반복하는데, 거듭

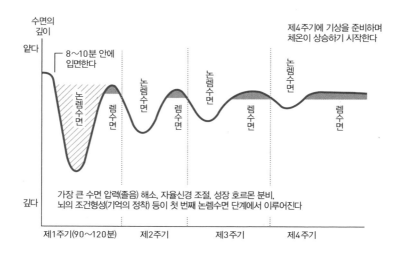

수면 주기가 시작되면 어떤 일이 일어날까?

수면의 깊이

얕다

8~10분 안에 입면한다

논렘수면

렘수면

논렘수면

렘수면

논렘수면

렘수면

논렘수면

렘수면

렘수면

제4주기에 기상을 준비하며 체온이 상승하기 시작한다

깊다

가장 큰 수면 압력(졸음) 해소, 자율신경 조절, 성장 호르몬 분비, 뇌의 조건형성(기억의 정착) 등이 첫 번째 논렘수면 단계에서 이루어진다

제1주기(90~120분)   제2주기   제3주기   제4주기

POINT 수면 시작 90분 만에 뇌와 몸의 컨디션이 결정된다!

말하지만 수면의 질은 제1주기에서 결정된다. '6시간 잔 사람'과 '8시간 잔 사람'이 있다고 할 때 맨 처음 수면의 질에 따라 '6시간 잔 사람'이 더 푹 자고 개운하게 일어날 수도 있다.

깨어 있는 시간이 길수록 자고 싶은 욕구인 '수면 압력'이 쌓이다가 잠들면 방출되는데, 실험으로 수면 압력도 제1주기에 가장 많이 방출된다는 사실을 확인했다. 맨 처음 90분을 제대로 깊게 자고 그 후에도 올바른 수면 패턴을 유지한다면 아침에 일어났을 때 당연히 컨

디션이 좋고 능률도 올라간다. 반대로 신체 질환이나 정신 질환을 앓는 환자에게는 맨 처음 90분 동안 깊은 단계의 논렘수면이 잘 찾아오지 않는다.

특히 우울증을 앓는 사람에게 이러한 증상이 두드러진다. 예전부터 '우울증 환자에게는 90분이 지나기도 전에 첫 번째 렘수면이 찾아온다'고 알려져 있는데, 나는 오히려 '우울증일 때는 첫 번째 논렘수면의 질이 나쁘다'고 생각한다. 즉, 우울 증상은 맨 처음 90분 동안의 수면의 질이 나쁘기 때문에 기분, 컨디션, 자율신경 기능에 문제가 생겨서 나타나는 전형적인 사례라 하겠다.

렘수면과 논렘수면 주기는 90분이 아니다?

흔히 들어보았을 '잠은 90분 단위로 자면 좋다'는 말은 수면 주기를 근거로 한다.

수면은 '제1주기: 입면→논렘수면→렘수면', '제2주기: 렘수면→논렘수면→렘수면'이라는 과정을 반복하는데 이때 1주기는 약 90분으로 알려져 있다. 보통 1주기를 4~5회 반복하며 잠이 얕아지면서 렘수면이 나타나는 시점에 깨어나면 좋다고들 한다.

그러나 수면 주기는 사람마다 달라서 실제로 1주기는 약 90~120분 사이로 차이가 있다. 그래서 '잠은 120분 단위로 자면 좋다'고 말하는 연구자도 있다.

마찬가지로 잠에서 깨어나는 시점도 각자의 수면 주기에 따라 다르다. 그러므로 항간에 떠도는 '90분 단위로 자면 좋다'는 말에 크게 얽매일 필요는 없다.

다만 공통적인 의견은 제1주기에 깊은 논렘수면이 약 70~90분 동안 출현하므로 맨 처음 90분의 수면을 확보하면 깊고 충분한 논렘수면을 취할 수 있다는 것이다. 이것이 황금시간 90분을 뒷받침하는 근거다. 수면의 1주기가 120분인 사람이라도 가장 깊은 잠은 입면 후 90~110분 사이에 찾아오므로 황금시간이라고 말할 수 있는 시점은 마찬가지로 수면 시작 후 90분이다.

수면에 한해서는 시작이 좋으면 다 좋다. 첫 번째 논렘수면을 확보하면 많은 이점이 따르기 때문이다. 황금시간 90분을 잘 지키면 다음과 같은 장점이 있다.

황금시간 90분으로 얻는
세 가지 장점

① 자율신경이 정돈된다

깊이 잠들면 교감신경의 활동이 약해지고 부교감신경이 우위를 차지한다. '활동할 때는 교감신경, 쉴 때는 부교감신경'이라는 자율신경의 역할 교대가 원활하게 이루어지면 뇌와 몸의 긴장이 풀려 충분한 휴식을 취할 수 있다.

렘수면에 들어서면 뇌파는 깨어 있을 때와 비슷한 파형을 보이고 교감신경이 활발하게 활동해 호흡과 심장 박동이 불규칙하게 변화한다.

앞서 이야기했듯이 자율신경은 호흡, 체온, 심장과 위장의 활동 등 생명 유지에 중요한 역할을 하므로 자율신경이 흐트러지면 몸뿐 아니라 마음에도 질병이 찾아온다. 두통, 스트레스, 피로감, 짜증, 어깨 결림, 냉증 등의 증상이 나타나면서 '어쩐지 컨디션이 안 좋다' 싶은 거북한 기분이 든다면 자율신경에 이상이 생겼을 확률이 높다.

자율신경의 중요성은 이미 많은 사람이 알고 있다. 음악, 향기, 그림책, 스트레칭을 활용해 자율신경의 균형을 바로잡는 방법론도 많이 나와 있다. 그중에서도 자율신경을 정돈하는 가장 좋은 방법은 황금시간 90분 동안 숙면을 취하는 것이다.

자율신경의 균형이 잘 맞아서 깊은 잠을 자는지, 깊이 자서 자율신경이 정돈되는지는 닭이 먼저냐 달걀이 먼저냐 하는 질문과 마찬가지로 하나마나한 이야기지만 분명한 사실은 그만큼 자율신경은 수면과 관련이 깊다는 것이다.

② 성장 호르몬이 분비된다

모든 생물의 몸은 24시간 전후로 한 바퀴를 도는 고유한 생체 시계를 가지고 있다. 생체 시계가 돌아가는 리듬을 서캐디안리듬circadian rhythm(라틴어로 대략circa 하루dies에 해당하는 리듬이라는 뜻 — 옮긴이)이라고 부르는데, 실제로는 지구 자전에 맞춰 24시간(하루주기리듬) 단위로 움직인다. 인간의 생체 시계는 24시간보다 길지만 건강에 문제가 없는 사람이라면 지구의 리듬인 '24시간 주기'에 맞춰 매일 궤도를 수

정하며 호르몬도 대부분 하루주기리듬의 영향을 받는다.

그러나 성장 호르몬은 하루주기리듬보다 압도적으로 논렘수면의 질에 영향을 받는다. 성장 호르몬은 제1주기에 논렘수면이 나타날 때 두드러지게 많이(70~80퍼센트) 분비되는 특수한 호르몬으로 평소라면 자고 있을 시간에 깨어 있으면 전혀 분비되지 않는다.

또 잠드는 시간을 새벽이나 낮으로 미루면 수면 초기에는 분비를 관찰할 수 있지만 밤에 잠들 때 시작되는 제1주기만큼 많이 분비되지는 않는다. 성장 호르몬은 아이의 성장에 관여하지만 그렇다고 해서 유년기나 청소년기의 전유물은 아니다. 양은 줄어들지만 노년기에도 분비된다.

성인의 성장 호르몬은 세포 성장, 신진대사 촉진, 피부 유연성 증가, 노화 방지를 돕는 역할을 한다. 맨 처음 90분 동안 가장 깊은 논렘수면이 나타나지 않으면 성장 호르몬의 분비는 줄어든다. 남은 수면 시간에는 수면의 깊이도 변화하고 뇌와 몸이 깨어날 준비를 시작하므로 하룻밤 사이의 분비량이 극도로 감소한다. 반대로 생각하면 맨 처음 90분 동안 깊게 자면 성장 호르몬을 80퍼센트 가까이 확보할 수 있다는 말이 된다. 만약 5시간 밖에 못 자고 일어나야 하는 날이라 해도 맨 처음 90분 동안 제대로 잔다면 적어도 성장 호르몬의 전체량은 크게 줄지 않을 것이다.

③ 뇌의 컨디션이 되살아난다

양질의 수면에는 논렘수면뿐 아니라 렘수면도 중요한 요소다.

우울증 환자는 맨 처음 나타나는 논렘수면의 깊이가 얕고 렘수면도 매우 **빨리** 출현한다(우울증을 치료하기 위해 '렘수면 박탈'이라는 치료법을 사용하기도 한다). 낮에 몇 번이고 갑자기 잠들어버리는 기면증 환자는 잠이 들면 갑자기 렘수면이 나타나는데, 그 때문에 가위눌림이나 탈력발작과 같은 증상이 나타난다. 인과 관계는 아직 명확하게 밝혀지지 않았으나 항우울제의 대부분은 렘수면 억제 작용을 하며 기면증 환자의 탈력발작 예방에도 쓰인다.

이러한 처방으로 일단 증세가 호전되면 제1주기의 깊은 논렘수면이 안정되고 렘수면도 자리를 잡아 맨 처음 90분이 '황금'에 가까워진다. 그 결과 전체적인 수면 주기도 정돈된다.

뇌와 수면의 관계는 여전히 수수께끼로 가득하다. 하지만 우울증이나 조현병을 앓는 환자의 맨 처음 90분이 불안정하다는 사실로 미루어보면 '황금시간 90분은 뇌의 컨디션을 조절하는 작용을 한다', '뇌의 컨디션이 황금시간 90분에 영향을 미친다'는 가설은 성립한다고 볼 수 있다.

소수 정예의 수면 부대를
아군으로 만들자

밤늦게까지 일할 때 도움이 되는 밤 계획표

"어떻게 하면 황금시간 90분을 손에 넣을 수 있을까?"라고 묻는다면 대답은 매우 간단하다. 매일 같은 시간에 자고 같은 시간에 일어나자. 잠자리에 눕는 시간은 자정이 지나기 전에, 가능하면 밤 11시 정도가 좋다. 인간도 하루주기리듬의 지배를 받으므로 밤에 자고 아침에 일어나는 생활이 생물로서 자연스러운 일이다.

그러나 이렇게 생활하라는 조언은 대부분의 직장인에게 무리한 요구다. 늦은 밤 "벌써 12시네. 하지만 무슨 일이 있어도 자료를 완성해야 해." 하며 고군분투한 경험이 분명 있을 것이다. 하지만 그런 날이라도 밤샘만은 피해야 한다.

가장 추천하는 방법은 졸리면 일단 자고, 황금시간 90분을 마친 뒤에 찾아오는 첫 번째 렘수면 시점에 일어나서 자료를 작성하는 것이다. 첫 번째 렘수면을 포함해 고작 100분 정도밖에 못 잔다고 해도 깊이 잔다면 수면의 질은 확보할 수 있다.

첫 번째 렘수면이 찾아오는 시점은 사람마다 조금씩 다르므로 알람을 맞춘다면 '90분 뒤'와 '100분 뒤(혹은 110분 뒤)'로 두 개를 맞추는 편이 좋다. 이렇게 자더라도 수면의 양은 당연히 불충분하다. 하지만 질적인 면에서는 '최소 조건으로 최대 효과'를 얻을 수 있다. 잠든 시간 100분은 깨어 있는 시간 동안 효율을 올리는 데 확실한 가치를 발휘할 것이다.

한편 졸음을 참고 새벽 4시쯤 자료 작성을 끝낸 다음 '적어도 7시까지 3시간은 자야겠다'고 마음먹는 일도 흔하다. 하지만 이 경우 정신이 말똥해져 자려고 누워도 좀처럼 잠이 오지 않는다. 집중한 뇌는 흥분 상태기 때문에 바로 잠든다 해도 입면 타이밍을 놓쳐서 황금시간 90분이 찾아오지 않는다.

그리고 하루주기리듬이 작동하면서 아침이 다가올수록 몸은 깨어날 준비를 시작한다. 동틀 무렵 뇌가 활성화하고 교감신경이 흥분하는 렘수면이 길어지는 이유는 이미 설명했다. 새벽녘에 깊은 잠을 자려는 계획은 지구의 흐름을 거스르는 방식이다. 게다가 성장 호르몬은 가까스로 분비되더라도 다른 호르몬은 하루주기리듬의 영향을 받으므로 새벽에 자면 정상적으로 분비되지 않는다. 동틀 무렵에는 각성 작용을 하는 스테로이드 호르몬이 분비되기 시작하는 등 깨어날 준비도 착착 진행된다.

결국 새벽녘까지 일하고 누워도 '이불 속에서 잠깐 졸았지만 잔 것 같지 않다'라는 느낌만 남는, 양도 적고 질도 나쁜 수면이 된다. 가까스로 잠들면 깊은 잠에 빠져서 잠이 덜 깬 눈으로 출근하는 일이 벌어진다. 이래서는 보고서를 아무리 잘 써도 발표는 실패하고 만다.

황금시간 90분의 법칙을 알면 다음 날 업무 성과에 미칠 악영향을 최소한으로 줄일 수 있지만 그렇지 않으면 최악의 결과를 맞이하게 될 것이다.

왜 나이가 들수록 잠들지 못할까?

기면증 환자는 밤에도 황금시간 90분이 찾아오지 않고 걸핏하면 잠에서 깬다. 원인인지 결과인지는 알 수 없지만 우울증이나 조현병을 앓는 환자도 수면 중 황금시간 90분이 찾아오지 않고 낮에 졸려 하는 경우가 많다.

또 수면무호흡증후군 환자는 잠들자마자 1시간에 15회 이상 '보이지 않는 손'에 목이 졸리므로 수면 주기 안에 당연히 황금시간 90분은 존재하지 않는다. 심지어 밤에 자다가 깨거나 낮에 미세수면 상태에 빠진다. 낮의 졸음도 심각하지만 더 큰 문제는 이미 언급했듯이 다른 질병에 걸렸을 위험이 있다는 점이다.

일본에서 '근질근질 다리 증후군'이라 불리는 하지불안증후군_{restless legs syndrome}은 자는 동안 다리가 제멋대로 움직이는 증상이 나타나는 질병이다. 가려움을 동반하기도 해서 마찬가지로 황금시간 90분은 찾아오지 않고 다음 날 일의 능률도 떨어진다.

아픈 곳이 없어도 맨 처음 90분이 흐트러지면 밤의 세계가 끝나는 순간 괴로운 현실 세계의 막이 오른다. 그러나 안타깝게도 나이가 들수록 황금시간 90분은 잘 나타나지 않는다. 고령자도 올바른 수면을 취해 건강한 뇌를 유지하기 위해서는 이 책에서 제안하는 방법을 따라 하면 좋다. 병을 앓는 사람은 적절한 치료를 받고 수면 문제로 고민하는 사람은 지금부터 다룰 황금시간 90분을 확보하기 위한 '두 개의 스위치'를 익혀두자.

수면 스위치는
'체온'과 '뇌'에 있다

이렇게 하면 눕자마자 깊이 잠들 수 있다

이처럼 수면은 시작이 중요하지만 실제로는 많은 사람이 쉽게 잠들지 못해 괴로워한다. 매일 같은 시간 잠자리에 들면 하루주기리듬과 조화를 이루어 쉽게 잠들 수 있으므로 숙면을 취하는 데 효과적이다.

규칙적인 생활이 가능한 사람이라면 취침 시간과 기상 시간을 고정하자. 특히 취침 시간을 고정해야 한다. 이는 탁월한 인지 행동 치료법 가운데 하나다. 하지만 규칙적인 생활이 불가능한 사람도 있고 평소에는 규칙적으로 살지만 '내일은 출장 때문에 4시에 일어나야 하니 지금 바로 자고 싶다!'라는 날도 있게 마련이다. 90분만 자고 일어나서 자료를 정리해야 하는 밤에도 한시라도 빨리 자지 않으면 시간은 지나가 버린다.

여기에서는 어린아이처럼 눕자마자 잠들도록 도와주는 두 개의 스위치를 소개하려 한다. 그 스위치란 바로 '체온'과 '뇌'다. 체온과 뇌라는 스위치를 누르면 우리의 몸과 머리는 수면 모드로 전환되어 수면의 질이 놀라울 정도로 달라진다.

- 순조롭게 잠의 세계로 들어가는 문에 도달해 더 깊이 잠든다.
- 조금밖에 못 자더라도 수면의 질을 최대로 끌어올릴 수 있다.
- 중간에 잠에서 깰 걱정도 줄어든다.
- 다음 날 머리가 맑고 일의 능률이 향상된다.

즉, 체온과 뇌는 입면을 도울 뿐 아니라 수면의 양이 많든 적든 확실하게 수면의 질을 높여주므로 그 무엇보다도 든든한 아군이 되어준다.

갓난아이도 아는 체온의 스위치

수면의 질이 좋으면 우선 체온이 내려간다. 그러므로 수면을 이야기할 때 체온 저하에 관한 설명은 빼놓을 수 없다.

인간의 체온은 잘 때보다 깨어 있을 때 높다. 잘 때는 체온을 낮춰서 장기, 근육, 뇌를 쉬게 하고 깨어 있을 때는 체온을 높여서 신체 활동을 유지한다. 이러한 체온 변화는 피부 표면이 아니라 신체 내부의 온도를 의미하는 심부 체온에 관한 설명이다.

체온은 '근육과 내장에서 일어나는 열 생산'과 '손발에서 일어나는 열 발산'으로 조절이 이루어진다. 심부 체온은 낮에 높고 밤에 낮은데 반대로 손발의 온도(이하, 피부 온도)는 낮에 낮고 밤에 높다.

깨어 있을 때는 보통 심부 체온이 피부 온도보다 2℃ 정도 높다. 피부 온도가 34.5℃인 사람이라면 깨어 있을 때의 심부 체온은 36.5℃라는 의미다. 건강한 사람이라면 잠들기 전에 손발이 따뜻해진다. 피부 온도가 오르면 열을 발산해 심부 체온을 떨어뜨린다. 이때 피부 온도와 심부 체온의 차이는 2℃ 이하로 줄어든다. 즉, 순조롭게 잠에 빠져들 때는 심부 체온과 피부 온도의 차이가 줄어든다는 사실을 꼭 기억하자. 피부 온도가 34.5℃인 사람이라면 잠잘 때 심부 체온이 36.5℃에서 36.2℃ 정도로 떨어질 것이다.

갓난아이가 졸려서 칭얼거릴 때 살펴보면 뺨이 붉고 손발에 열이 오른다(성인은 이 정도로 확연하지는 않지만 비슷한 변화가 일어난다). 잠들 때는 먼저 손발에서 열 발산이 일어나고 이어서 심부 체온이 변화한다. 체온이 순조롭게 변하도록 도우면 쉽게 잠들 수 있다. 이는 사람을 대상으로 한 실험을 통해서도 입증된 사실이다.

잠들 때에는 심부 체온을 낮추고 피부 온도를 높여 차이를 좁히자.

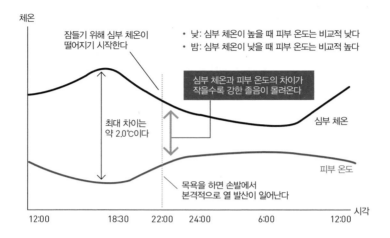

심부 체온과 피부 온도의 차이를 줄이면 잠이 온다

체온

잠들기 위해 심부 체온이
떨어지기 시작한다

• 낮: 심부 체온이 높을 때 피부 온도는 비교적 낮다
• 밤: 심부 체온이 낮을 때 피부 온도는 비교적 높다

심부 체온과 피부 온도의 차이가
작을수록 강한 졸음이 몰려온다

최대 차이는
약 2.0℃이다

심부 체온

피부 온도

목욕을 하면 손발에서
본격적으로 열 발산이 일어난다

12:00   18:30   22:00   24:00   6:00   12:00   시각

POINT 심부 체온이 떨어지면서 손발이 따뜻해진다

이것이 바로 황금시간 90분을 부르는 첫 번째 스위치이다.

머리를 수면 모드로 전환하는 뇌의 스위치

3장 서두에서 이야기한 오페라 가수의 일화에서 '갈채와 환호에 둘러
싸인 뇌와 몸은 극도로 흥분한 상태'라고 적었다. 직장인의 뇌도 긴
시간 동안 흥분과 긴장 상태에 놓여 있다. 업무 스트레스와 육체적
피로는 뇌를 항상 활동 모드로 만들기 때문이다. 업무 이외에도 운

동, 식사, 스마트폰, 컴퓨터 등 뇌의 수면을 방해하는 걸림돌은 무수히 많다. 어찌 보면 직장인뿐 아니라 현대인의 뇌는 모두 24시간 내내 흥분 상태라고 봐도 좋을 정도다.

뇌가 흥분하면 체온도 잘 떨어지지 않는다. 불면증은 여러 가지 원인으로 발생하지만 이른바 '원발성 불면증'(신체 질환이나 정신 질환 등 특정한 원인을 찾을 수 없는 불면증)은 불안정한 체온 하강과 심부 체온의 상승이 지속되는 '과도한 각성 상태'가 원인이라는 가설도 최근 주목받고 있다. 그러니 보드카보다 더 일반적으로 효과가 있는 뇌의 스위치를 알아두자. 뇌의 스위치를 적절히 다룰 줄 알면 잠든 직후에 찾아오는 혼란을 막을 수 있다.

밝은 방과 어둡고 차분한 방 중에서 더 잠이 잘 오고 푹 잘 수 있는 방은 어느 쪽일까. 대답은 분명 후자로 몰릴 것이다. 어둡고 차분한 방에서 잠들기 위해 침실로 이어지는 각 방과 복도의 전등을 순서대로 끄는 장면을 그려보자. 뇌의 스위치를 끄는 이미지도 이와 비슷하다.

그럼 지금부터 스탠퍼드에서 수면 연구로 얻은 지식을 총동원해 만든 실용적인 수면 전략을 향해 떠나볼까 한다. 잠시 미뤄둔 '최고의 수면' 곁으로 다시 한 번 가까이 다가가 보자.

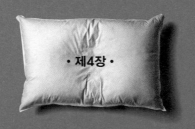

· 제4장 ·

스탠퍼드식
최고의 수면법

숙면과 목욕, 한 잔의 와인은
슬픔을 누그러뜨린다.

_토마스 아퀴나스

체온과 뇌가
최고의 수면을 선사한다

잘 자는 사람과 못 자는 사람의 차이는 고작 2분

'자리에 누워도 좀처럼 잠이 오지 않는다'며 불편을 호소하는 사람이 많다. 그렇다면 실제로 쉽게 잠들지 못하는 사람과 바로 잠드는 사람이 잠드는 데 걸리는 시간은 얼마나 차이가 날까?

잠드는 데 걸리는 시간을 수면잠복기sleep latency라고 부른다. 침구 제조 업체인 에어위브에서 젊고 건강한 사람 10명을 모집해 수면잠복기를 측정하는 실험을 했더니 평균 7~8분 만에 잠들었다. 이 정도가 정상 수치다. 비교를 위해 건강하지만 '잠드는 데 오래 걸린다'고 자각하는 55세 이상인 사람 20명을 대상으로 수면잠복기를 측정하니 약 10분이 나왔다. 잘 자는 사람과 못 자는 사람의 차이는 고작 2분에 불과한 것이다.

'좀처럼 잠들지 못한다'고 생각해도 실제로는 잘 자는 경우가 의외로 많다. 그중 몇 십 분 동안 잠들지 못하는 사람도 있으나 치료가 필요한 수면 장애가 아닌 이상 '요즘 잠을 통 못 이루는 것 같다' 정도라면 크게 신경 쓰지 않아도 괜찮다.

한마디로 수면의 질이 좋은지 나쁜지를 판단하려면 잠드는 데 걸리는 시간이 아니라 '낮에 심하게 졸리다', '머리가 멍하다', '실수가 잦다' 등 낮 동안의 각성 수준이 얼마나 낮은지를 기준으로 삼아야 한다.

그러나 우리는 컴퓨터 이용이나 스트레스를 비롯해 다양한 자극이 넘쳐나는 '잠들기 어려운 사회'에서 살아간다. 부끄럽지만 나도 자기 직전까지 일하거나 자기 전에 메일을 확인하는 바람에 아침까지 잠들지 못한 경험이 있다.

데이터로 확인했듯이 일본인은 수면 편차치가 낮다. 그러므로 입면을 방해하는 요인을 없애고 체온과 뇌라는 수면 스위치를 능숙하게 다루어야 할 필요가 있다.

메이저리그가 체온에 주목하는 이유

수면 연구에 필요한 폭넓은 자료를 모으기 위해 메이저리그 소속 구단의 지도부 몇 명과 면담한 적이 있다. 수면이 선수의 성과에 영향을 미친다는 가설을 바탕으로 질 좋은 잠을 자기 위한 방안도 마련했다.

구단의 지도부는 "수면이요? 우리 선수들의 승부처는 깨어 있을 때입니다. 수면은 상관없어요."라며 쌀쌀맞은 태도를 보였다. 문전박대에 가까운 대우를 받은 적도 많다.

하지만 실제 데이터를 제시하면서 '수면과 체온은 매우 밀접한 관계가 있다', '체온을 변화시켜 수면의 질을 높이면 좋은 성과를 낼 수 있다'라는 이야기를 풀어놓자 상대의 태도가 급변했다. 실제로 체온은 의학계에서 수면보다 먼저 중요성을 인정받았다.

도마뱀 같은 변온동물은 문자 그대로 온도에 따라 체온이 변한다. 인간은 항온동물이며 포유류이므로 항상성이 있어 체온을 거의 일정하게 유지하지만, 동시에 하루주기리듬의 영향을 받으므로 생체 시계에 따라 하루 종일 체온이 약간씩 달라진다. 평상시 체온이 36℃인 사람도 하루 사이에 0.7℃ 정도 변화가 일어난다. 체온은 낮에는 활발하게 활동하도록 올라가고 밤에는 편하게 쉬도록 내려가는 특징이 있다.

체온은 성과에 큰 영향을 미친다. 이 책에서 여러 번 소개한 태블릿 PC 화면에 둥근 도형이 나올 때마다 버튼을 누르는 실험에서도 체온이 높을 때는 정확성이 올라가지만 체온이 낮을 때는 실수가 잦았다.

아마도 메이저리그 관계자는 실제 경험으로 체온이 얼마나 중요한

지 알고 있었을 것이다. 그렇기에 체온 이야기를 꺼내자마자 덥석 문 것이다.

지금은 구단뿐 아니라 군 관련 조직에서도 수면 학자의 이야기라면 진지하게 귀를 기울여준다. 메이저리그와 군대에 소속된 사람들의 공통점은 몸이 자본이며 그들에게는 영민한 사고력이 요구된다는 점이다. 군인 역시 몸만 튼튼하다고 될 일이 아니다. 최첨단 테크놀로지가 좌우하는 이 시대에는 명석한 두뇌가 있어야만 목숨을 지킬 수 있다.

하지만 전쟁터에서는 제대로 된 식사와 휴식을 바랄 수 없다. 일찍 자고 일찍 일어나는 규칙적인 생활이나 편안한 잠자리에서 푹 자고 싶다는 바람도 거의 꿈같은 일이다. 양질의 수면은 능력을 최대한으로 이끌어낼 뿐 아니라 부상이나 사고를 예방하기도 한다. 아무리 뛰어난 선수와 군인이라도 부상이나 사고는 치명타다.

- 24시간 내내 가혹한 상황에서 머리와 몸을 가다듬으려면 잠을 자야 한다.
- 그러나 수면의 양은 기대하기 어려우므로 수면의 질로 승부를 봐야 한다.
- 체온과 수면은 낮 동안 성과를 내기 위한 중요 요인으로 서로 밀접한 관련이 있다.

이렇게 설명하자 메이저리그 관계자는 "그런 이야기라면 꼭 듣고 싶다!"며 적극적인 관심을 보였다.

회의실에서 조난당한 사람

앞서 이야기한 바와 같이 체온에는 피부 온도와 심부 체온이라는 두 가지 종류가 있다. 중요한 내용이라 강조하자면 잠들기 전 아이의 피부 온도는 올라가며 손발은 따뜻해진다. 손이 따뜻해지면 아이는 잠이 든다. 이는 수면과 체온의 관계를 단적으로 보여준다. 먼저 피부 온도를 높인 다음 손발에 가득한 모세혈관을 통해 열을 발산해 효율적으로 심부 체온을 떨어뜨리는 것이다.

심부 체온을 떨어뜨리는 이유는 수면의 문을 여는 입구로 가기 위해서다. 잠들면 심부 체온이 내려가고 반대로 피부 온도가 올라간다는 사실을 다시 한 번 상기하자.

한겨울 산속으로 장면을 옮겨보자. '심부 체온이 내려가면 잠이 온다'는 이야기를 듣고 눈 덮인 산속에서 조난당하는 영화 속 한 장면을 상상했는지도 모르겠다. "자면 안 돼! 여기서 잠들면 죽어!"라고 외치는 장면 말이다. 이때 몸속에서는 도대체 어떤 일이 일어나는 것일까?

극한의 추위 속, 폐에 차가운 공기가 들어와 심부 체온이 급격히 떨어지면 입면 스위치가 켜지면서 동시에 몸이 덜덜 떨리기 시작한다. 살려면 체온을 유지해야 한다. 신체는 어떻게든 체온을 높이려고 근육을 움직여 열을 생산한다.

그렇게 해도 체온이 오르지 않으면 신체는 움직임을 멈춘다. 근육을 움직이느라 에너지를 다 소비하는 바람에 더 중요한 뇌를 움직여야 할 에너지가 바닥나면 큰일이기 때문이다. 손발은 움직이지 못해도 살 수 있지만 뇌가 멈추면 목숨을 잃는다.

뇌의 영역 가운데서도 호흡, 체온 유지, 심장 박동 등 생명 유지에 필요한 자율신경을 관장하는 부분은 계속 움직이고 사고, 소화 활동, 근육 활동 등 생명에 직접 관여하지 않는 부분은 멈춰 수면 모드로 들어간다. 이것이 눈 쌓인 산에서 조난당했을 때 잠이 오는 이유다.

그런데 잠잘 때 심부 체온은 내려가는 성질이 있으므로 추운 산속에서 잠이 들면 평소보다 더 많은 열을 빼앗겨 저체온증이 발생하고 결국 죽음에 이르게 된다. 게다가 심부 체온이 떨어지는 와중에도 손발은 장갑과 부츠로 극진한 보호를 받는다. 이러한 보온 효과로 손발에 열이 오르는 것도 졸음을 일으키는 원인으로 작용한다.

냉방으로 싸늘해진 회의실에서 괴로워하는 사람은 눈 덮인 산에서 조난당한 사람과 비슷한 상황에 놓인다. 아무리 추워도 회의 중에 몸을 움직일 수는 없다. 근육을 써서 열 생산을 할 수 없으니 심부 체온이 잘 오르지 않는다. 뇌는 생명 유지를 가장 먼저 고려하므로 필수적인 부분을 제외하고는 스위치를 내려서 수면 모드로 들어간다. 즉,

추운 회의실에서 잠이 오는 이유는 체온이 낮아지기 때문이다.

내가 가장 난처할 때는 일본에 와서 아직 시차에 적응하지 못했는데 추운 회의실에 앉아 미팅을 할 때다. 그럴 때는 졸지 않으려고 가장 앞 열 한가운데 앉는 편인데 문득 뒤를 돌아보면 외국에서 온 참가자는 대부분 졸고 있었다. 회의에서 존다고 생명이 위협받지는 않지만 직업 생명은 위험해질 수 있다.

봄은 포근하고 따뜻해서 잠이 온다고 한다. 그러나 추운 겨울이나 꽁꽁 얼어버린 회의실도 졸음의 원인이므로 주의해야 한다(봄에 졸린 현상의 원인은 명확히 밝혀지지 않았다. 다만 가을과 겨울에는 일어나지 않는 현상이라는 사실만 알려져 있다).

체온은 올라가고 내려가며 차이를 좁힌다

일상에서 저체온증이 생길 정도로 심하게 냉방을 가동하는 일은 없으니 과한 걱정은 내려두자. 그러나 수면 관련 책에 흔히 적혀 있는 '심부 체온을 떨어뜨리면 잠이 온다'라는 설명만으로는 충분하지 않다.

깨어 있을 때 심부 체온은 피부 온도보다 2℃ 정도 높지만, 잘 때는 그보다 0.3℃ 정도 낮아지므로 차이는 2℃ 이하로 줄어든다. 피부 온도와 심부 체온의 차이가 줄면 잠들기 쉽다는 연구 결과는 1999년에 《네이처》Nature라는 학술지에 발표되었다.

앞서 이야기했듯 핵심은 피부 온도와 심부 체온의 차이를 좁히는 것이다. 그러려면 먼저 피부 온도를 높인 다음 열을 발산해 심부 체온을 낮춰야 한다. 체온 역시 '올리고 내리는' 높낮이 조절이 중요하다는 사실을 기억해두자.

① 깨어 있을 때는 심부 체온을 올려 작업 능률을 높인다$_{on}$.
② 피부 온도를 올려서$_{on}$ 열을 발산하면 심부 체온이 내려가$_{off}$ 잠이 든다.
③ 황금시간 90분 동안에는 심부 체온을 확실하게 떨어뜨려서$_{off}$ 수면의 질을 높인다.
④ 아침이 다가올수록 심부 체온이 상승해$_{on}$ 잠에서 깬다.

이렇듯 높낮이 조절이 제대로 이루어지면 황금시간 90분 동안 훨씬 깊게 잠들어 개운하게 일어날 수 있다. 그리고 낮에 체온이 올라가 졸음이 가시고 작업 능률도 향상된다.
그렇다면 어떻게 해야 체온 스위치를 껐다 켰다 할 수 있을까? 지금부터 구체적인 방법을 함께 살펴보도록 하자.

체온을 높이는
세 개의 스위치

① 목욕은 취침 90분 전에

잠자리에 들기 전에 의도적으로 피부 온도를 높여서 심부 체온을 낮추자. 체온을 높이고 낮추는 과정은 수면의 질을 위해 반드시 거쳐야 한다. 심부 체온에 영향을 미치는 특정 행동을 이용하면 피부 온도와 심부 체온의 차이를 더 좁힐 수 있다. 가장 좋은 방법은 목욕이다.

　피부 온도는 쉽게 변한다. 차가운 물에 손을 적시면 손이 차가워지고 따뜻한 물에 담그거나 난로 가까이 대면 금방 따뜻해진다. 하지만 41℃인 물에 들어간다고 해서 피부 온도나 심부 체온이 41℃로 오르지는 않는다. 그러면 병에 걸리고 만다. 항상성을 유지하는 인간

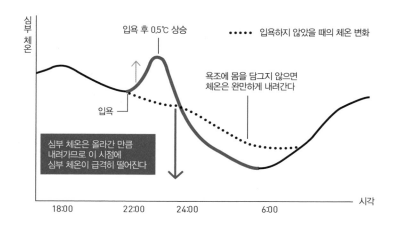

POINT 숙면하려면 따뜻한 물에 몸을 담가 체온을 올리자!

의 몸은 따뜻한 물에 들어가도 피부 온도는 고작 0.8~1.2℃ 정도 변한다.

몸은 근육이나 지방처럼 단열 작용을 하는 조직에 감싸여 있고 심부 체온은 항상성을 유지하려는 성질이 있으므로 그리 쉽게 변하지 않는다. 하지만 입욕은 심부 체온에도 변화를 일으키는 강력한 스위치다.

잠자리에 들기 전에 가벼운 운동을 하면 체온을 올리는 데 도움이 된다. 단, 과한 운동은 교감신경을 자극하므로 적합하지 않다. 게다가 피로와 통증을 동반할 수 있으므로 숙면을 취하려면 격렬한 운동은 피하는 편이 좋다.

우리가 연구한 입욕에 관한 데이터 측정 결과 40℃인 물에 15분 동안 몸을 담근 후 심부 체온은 약 0.5℃ 올랐다. 이에 따르면 평상시 심부 체온이 37℃라면 입욕 후에는 37.5℃가 된다.

심부 체온은 오른 만큼 크게 떨어지려는 성질이 있다. 따라서 욕조에 몸을 담가 심부 체온을 의도적으로 올리면 그만큼 심부 체온이 떨어지는 폭이 커지므로 숙면에 도움이 된다.

0.5℃ 오른 심부 체온이 원래대로 돌아오는 데는 90분이 걸린다. 입욕 전보다 심부 체온이 낮아지는 시점은 이때부터다. 즉, 잠들기 90분 전에 목욕을 마치면 그 이후 점점 심부 체온이 내려가고 피부 온도와 차이가 줄어들어 서서히 잠에 빠져들 수 있다.

바로 자야 할 때는 샤워를 하자

밤 12시에 자고 싶다면 다음과 같은 시간표를 그려볼 수 있다.

- 22시 00분: 따뜻한 물에 15분 동안 몸을 담근다. 피부 온도, 심부 체온이 함께 올라간다.
- 22시 30분: 목욕을 마친 후 피부 온도는 0.8~1.2℃, 심부 체온

은 0.5℃ 올라간다. 땀을 내서 열을 발산하자.

- 24시 00분: 열 발산으로 심부 체온이 원래대로 돌아갔다가 조금 더 떨어지기 시작한다. 이때에는 자리에 누워 있어야 한다.
- 24시 10분: 잠이 든다. 피부 온도와 심부 체온의 차이는 2.0℃ 이하로 줄어든 상태다.

실제로 이렇게까지 딱 맞아떨어지지는 않지만 대략적인 흐름은 이렇다.

체온은 오르면 저절로 떨어지지만 열을 빠르게 발산하고 싶을 때는 선풍기도 효과적이다. 무더운 여름에는 목욕을 마치고 나서 선풍기 바람을 쐬는 사람이 많은데 열 발산을 더욱 활발히 해 본능적으로 체온을 낮추려 하기 때문이다.

다른 측면에서 보면 목욕 후에는 열을 내리기 위해 여름이든 겨울이든 땀이 난다. 추운 계절이라고 목욕하자마자 두꺼운 잠옷으로 갈아입으면 열을 발산하기 어려워 심부 체온이 떨어지지 않는다.

40℃ 미만의 미지근한 물에 15분보다 짧은 시간 동안 몸을 담그면 심부 체온은 0.5℃보다 적게 오르고 원래대로 돌아가는 데도 90분이 채 걸리지 않는다. 따라서 뜨거운 물로 목욕하기 어려운 사람은 심부 체온이 지나치게 오르지 않도록 미지근한 물로 목욕하거나 샤워만 하는 편이 좋다.

물에 따라 입욕 효과가 달라진다?

앞서 소개한 입욕과 체온에 관한 데이터는 스탠퍼드와 일본 아키타 대학교가 협력해 실시한 실험으로 얻은 결과다. 40℃인 물에 15분 동안 몸을 담그면 심부 체온이 0.5℃ 상승한다는 데이터는 평범한 물에 들어갔을 때의 수치다.

아키타 지역에는 수질 좋은 온천이 아주 많다. 그래서 SCN연구소 출신인 아키타 대학교의 간바야시 다카시神林崇 교수, 우에무라 사치코上村佐知子 교수 연구팀과 공동으로 온천과 일반 목욕탕을 비교하는 연구를 실시하기로 하고 탄산천, 나트륨 온천, 일반 목욕탕에서 각각 체온의 변화를 살펴보았다. 일반적으로 탄산천은 다른 온천보다 수온이 낮지만 비교를 위해 40℃로 맞췄다.

그러자 일반 목욕탕보다 탄산천이나 나트륨천 같은 온천에 몸을 담갔을 때 심부 체온이 크게 올랐다. 열 발산 후에 심부 체온이 떨어지는 폭도 온천욕을 했을 때가 더 크게 나타났다. 심지어 수면 제1주기의 논렘수면의 진폭도 커졌다. 황금시간 90분 동안 가장 강력한 논렘수면이 나타난 것이다.

수면 스위치로는 심부 체온을 크게 높이고 낮추는 온천이 더 강력한 힘을 발휘하는 셈이다. 그러나 나트륨 온천은 입욕 후의 피로감이 강하다. 오래 목욕했을 때처럼 나른함이 몰려오고 머리로 피 쏠림 현상을 느낄 수 있다. 나른한 이유는 여러 가지가 있지만 보통 땀을 흘려서 수분과 미네랄이 빠져나가고 입욕 전후로 혈액량에 변화가 생기기 때문이다.

반면 탄산천은 일반 목욕탕과 마찬가지로 입욕 후에 피로가 심하지 않다. 온천욕의 장점이 크고 단점이 적다면 치료를 목적으로 온천에 장기 체류하는 사람, 부상을 입은 스포츠 선수, 피로를 풀기 위해 온천을 찾는 사람은 탄산천을 선택해도 좋다.

다만 시판 중인 탄산 입욕제는 탄산 농도와 성분이 천연 탄산 온천과 같은지 의문이다. 제품에 따라 다르므로 딱 잘라 말할 수는 없다.

② 족욕의 놀라운 열 발산 능력

시간이 없으면 목욕보다는 샤워가 좋지만 그보다 즉각적인 효과를 내는 스위치는 족욕이다.

목욕을 하고 나왔을 때 너무 더우면 몸에서도 땀을 내보내 열을 식힌다. 북유럽에서는 사우나를 한 다음 눈 쌓인 야외에서 알몸으로 뛰어다니는데, 심부 체온이 크게 상승했고 열을 발산할 때도 기준치보다 체온이 높은 상태라서 괜찮다. 하지만 열을 발산하는 주역은 몸통이 아니다.

열 발산은 표면적이 넓고 모세혈관이 발달한 손과 발이 주도한다. 그러므로 족욕으로 발의 혈액순환을 원활히 하고 내부의 열 발산을 도우면 목욕과 거의 같은 효과를 얻을 수 있다. 목욕은 물리적으로 시간이 걸리지만 족욕은 그렇지도 않다.

목욕은 주로 심부 체온을 올리고자 할 때 효과적이다. 체온이 크게 오르고 크게 내려가는 만큼 시간이 걸린다. 반면에 족욕은 주로 열을 발산할 때 효과적이다. 체온은 크게 오르지 않지만 그만큼 심부 체온을 내리는 데 기여한다. 취침 직전에 쉽게 할 수 있다는 점에서도 바쁜 직장인이 하기에 적합하다.

족욕의 목적은 발의 혈액순환을 원활히 하고 열 발산을 활발히 하는 것인데 마사지도 비슷한 효과를 낸다. 그러나 자신의 발을 스스로 마사지하면 몸에 힘이 들어가서 지치고 마사지 방법을 생각하느라 뇌가 피로해지므로 수면 시에는 적합하지 않다.

역시 대야 하나만 있으면 할 수 있는 족욕이 현실적인 선택이다. 샤워하면서 발에 중점적으로 열기를 더하는 등 다양한 방법을 고민해서 자기 전에 발을 따뜻하게 해주면 좋다.

양말을 신으면 잠기운이 달아난다?

발이 차서 잠들기 어렵다고 말하는 사람이 많다. 특히 여성의 비율이 높은데, 개중에는 양말을 신고 잔다는 이야기도 종종 들린다. 냉한 체질의 원인은 여러 가지지만 유전의 영향으로 혈관이 좁은 탓도 있다. 흡연도 혈관을 좁히므로 담배를 자주 피우는 사람은 대부분 냉한 체질이다.

어찌 되었든 몸이 차면 손발에 있는 모세혈관이 수축해 열 발산이 잘 일어나지 않는다. 따라서 모세혈관을 넓히고 혈액순환을 원활히 하기 위해 양말로 발을 따뜻하게 하는 행동에는 일리가 있다.

'양말을 신어 발을 따뜻하게 한다 → 잠들기 직전 양말을 벗고 열을 식혀 심부 체온을 낮춘다 → 잔다'라는 흐름이 가장 이상적이다.

하지만 수족냉증이 심한 사람은 양말을 신어도 발이 찬 경우가 많다. 좀처럼 잠들지 못하고 결국 양말을 신은 채로 자거나 양말을 겹쳐 신기도 하는데 양말을 신은 채로 자면 발에서 열 발산이 제대로 일어나지 않는다.

발을 통해 열을 식히지 못하면 심부 체온을 낮추기 어렵고 직접적으로 수면에 영향을 미쳐 결국 수면의 질도 떨어진다. 양말은 잠깐만 신거나 냉증이 심하지 않다면 잘 때는 되도록 신지 않는 편이 좋다.

양말은 신은 채로 자면 수면에 도움이 되지 않는다. 운동이나 마사지 등으로 평소에 손발의 혈액순환을 좋게 할 필요가 있다. 전기담요나 찜질팩을 사용하는 방법도 있지만 계속 따뜻하게 하면 이번에는 열이 쌓여서 열 발산 작용이 일어나지 않는다. 만약 사용한다면 자기 전에만 쓰자. 열이 올라 혈액순환이 잘 되는 시점에 사용을 멈추고 자면 열 발산이 잘 일어난다.

그 밖에도 지나친 추위를 견디지 못하고 혈관을 따뜻하게 해야겠다며 넥워머로 목을 감싸거나 허벅지 위쪽의 샅고랑에 핫팩을 대는 사람도 있다. 목이나 샅고랑에는 굵은 동맥이 지나가므로 열이 나거나 열사병에 걸려 빠르게 체온을 낮춰야 할 때는 이 부위를 식히는 편이 좋다. 하지만 생리적인 열 발산이 주로 일어나는 곳은 어디까지나 표면적이 넓고 모세혈관이 발달한 손발이다.

체질이 냉한 사람은 근본적인 체질을 개선하는 편이 가장 좋다. 운동을 해서 혈류량을 늘리고 담배를 끊는 등 생활 습관 개선이 필요하다. 그러려면 시간이 오래 걸리므로 먼저 목욕과 족욕으로 혈류량을 늘리자.

③ 실내 온도를 조절해 체온 효과를 높여라

수면 이야기를 할 때 침구를 빼놓을 수 없다. 그래서인지 침구를 추천해달라는 상담도 자주 받는데, 이불보다는 바닥에 까는 요가 재질에 따라 차이가 크다.

SCN연구소 출신이며 현재 일본 지케이 의과대학 교수인 지바 신타로千葉伸太郎 씨와 내가 함께 조사한 결과, 푹신한 매트리스와 고반발 매트리스는 열 발산에서 차이가 나며 고반발 매트리스에서 잤을 때 입면 초기의 심부 체온이 0.3℃ 정도 낮게 나왔다. 그러나 침구가 아무리 좋아도 적정한 실내 온도를 유지하지 못하면 장점을 이끌어낼 수 없다.

일본은 국부 난방을 하는 문화이므로 한겨울에도 방은 춥다. 싸늘

한 방에 난로 같은 난방 기구만 하나 놓거나 난방 장치 없이 두꺼운 이불만 덮고 자는 집도 드물지 않은데, 체온 스위치를 효과적으로 조절하려면 실내 온도를 쾌적하게 유지할 필요가 있다.

실내 온도가 너무 높으면 필요 이상으로 땀이 난다. 잠이 들면 저절로 체온이 내려가는 데다 땀까지 흘리면 과도한 열 발산이 일어나 체온이 지나치게 떨어지고 결국 감기에 걸린다. 이는 여름 감기의 원인 중 하나이기도 하다.

게다가 온도가 높으면 보통 습도도 높다. 습도가 너무 높으면 땀이 나지 않고 손발에서 열 발산이 원활히 이루어지지 않아 잠을 설치게 된다. 고체온 상태에 빠지기 때문이다. 여름에 잠을 설치거나 고령자가 수면 중에 온열 질환에 걸리는 것도 고체온증이 원인이다. 더울 때의 대책으로 수분을 섭취하거나 흡습성이 뛰어난 잠옷과 침구 사용을 권하는 경우가 많은데, 고체온증은 '실내 온도'와 '습도'의 영향을 더 강하게 받는다.

반대로 실내 온도가 너무 낮으면 혈액순환을 방해하고 열 발산도 이루어지지 않아 잠을 설치게 된다. 수면 때문에 고민이라면 발상을 전환해 실내 온도를 조절해보자. 요즘은 에너지를 아끼고 환경을 고려한 실내 냉난방 장치도 많이 출시되었다.

알맞다고 느끼는 온도는 사람마다 크게 달라서 정확히 몇 도가 좋다고 말할 수는 없지만 냉방 때문에 체온이 너무 떨어져 감기에 걸릴까 걱정이라면 냉방 장치의 취침 모드 기능을 활용하면 좋다.

체온은 외부 온도에 바로 반응하지는 않으므로 수면 단계별로 실내 온도를 조절할 필요는 없다. 하지만 수면 단계에 맞춰 실내 온도를 조절할 수 있다면 더욱 질 좋은 수면을 취할 가능성이 높고, 실제로 그러한 기능을 갖춘 장비도 한창 개발 중이다.

메밀 베개로 머리를 식혀라

뇌의 온도는 심부 체온과 매우 유사해 잠이 들면 역시 낮아진다. 그러나 심부 체온의 변화는 논렘수면과 렘수면이 나타나는 동안 아주 잠깐만 일어난다.

수면 중 체온은 전반적으로 내려가지만 뇌의 온도는 렘수면일 때 조금 올라간다. 렘수면 중 꿈을 꿀 때 뇌는 깨어 있고 뇌 혈류량도 증가하기 때문이다.

수면 중에는 뇌도 쉬어야 하는데 그러려면 온도를 낮추는 편이 좋다. 미국에서 불면증 치료를 연구하는 학자가 머리의 열을 식히는 냉각 장치를 고안했으나 적당한 가격대의 물건은 좀처럼 구하기 어렵다. 대신 통기성이 좋으면서 머리의 온도를 식히는 용도로 메밀 베개가 효과적이다. 메밀에 알레르기가 있다면 메밀껍질과 동일한 구조로 이루어진 플라스틱 알갱이로 만든 베개를 사용해도 된다.

베개의 높이는 기도의 확보를 우선으로 고려한다면 낮은 편이 좋다. 그러나 체형뿐 아니라 목의 굴곡은 사람마다 다르다. 잠은 취향의 문제이기도 해서 선호하는 베개도 크게 갈린다. 좋은 베개가 무엇이냐는 질문에 절대적인 답은 없으므로 여러 재질과 높낮이를 비교해 자신에게 맞는 베개를 찾는 것이 좋다.

입면을 패턴화하는
뇌의 스위치

쥐는 베개를 바꾸면 잠을 못 잔다?

이상적인 형태로 체온 변화가 일어난다 해도 다른 요소가 잠을 방해한다. 고민거리가 있거나 자기 직전까지 일을 했거나 게임이나 스마트폰을 하느라 뇌가 흥분한 상태라면 좀처럼 잠들지 못하고 수면의 질도 확보할 수 없다. 불면증은 뇌의 영향을 크게 받기 때문이다.

만성 불면증은 인간만 걸리지만 환경 변화로 인해 단기적으로 나타나는 일과성불면은 동물에게도 발생한다. 실험동물로 쓰이는 일반 쥐나 생쥐를 평소에 살던 우리에서 꺼내 새로운 우리에 넣으면 잠을 설친다는 실험 데이터도 있고, 우리도 스트레스로 인한 일과성불면을 연구할 때 이 실험법을 활용한다.

우리 중앙에 칸막이를 만들어 한쪽에는 쥐, 한쪽에는 생쥐를 각각 한 마리씩 넣고 쥐의 행동과 수면 변화를 관찰한 연구자도 있다. 쥐는 칸막이 너머로 서로의 모습을 볼 수 있고 냄새도 맡을 수 있다. '새로운 셰어하우스'인 셈이다.

일반 쥐와 생쥐는 몸집에서 상당한 차이가 난다. 덩치가 크고 체중이 10배나 무거운 쥐 바로 옆에서 불안과 스트레스에 시달리던 생쥐는 결국 불면증에 걸리고 만다. 사람도 룸메이트가 자신보다 10배나 체중이 많이 나간다면 마음이 안정되지 않을 것이다.

시판용 수면제는 생쥐의 불면증에도 효과를 발휘한다. 그러나 이종異種의 동물을 이용한 실험은 동물 사육이나 동물 실험 윤리 관련 규정상 문제되는 일이 많으므로 실험에 제약이 따른다.

최근에는 생쥐 A가 2주 정도 살던 우리에 생쥐 B를 넣으면 생쥐 B에게 불면 증세가 나타난다는 사실을 발견했는데, 이 역시 일과성불면증이라 할 수 있다.

인간 세계에서 재현한다면 구석구석 청소하지 않아 땀 냄새나는 싸구려 여인숙에서 쉽사리 잠들지 못하는 상황과 마찬가지다. 즉, 환경이 바뀌면 뇌가 반응해 불면증에 걸릴 가능성이 있다.

누구나 여행지에서 잠을 설쳐본 경험이 있을 텐데 이 역시 '싸구려 여인숙에 갇힌 생쥐'처럼 환경의 변화로 뇌가 자극을 받아 잠들지 못하는 상황과 마찬가지다.

고작 500밀리그램밖에 안 되는 생쥐의 뇌도 이 정도 반응을 보이는데 뇌가 훨씬 발달한 인간이 환경의 변화나 약간의 자극만으로 잠들지 못하는 것도 무리는 아니다. 아무리 호기심이 왕성한 사람이라도 잠들기 직전의 뇌는 도전을 꺼린다.

다른 각도에서 본다면 뇌를 평소 상태로 유지하는 방법이 곧 뇌의 스위치를 수면 모드로 전환하는 실마리가 되어줄 것이다.

수면의 천재는 머리를 쓰지 않는다

비행기 위탁 수하물에 '프레절'fragile이라는 스티커를 붙이는 경우가 있다. 간단히 말하면 깨지기 쉬우므로 '취급 주의' 해달라는 말이다. 수면도 외부 요소에 매우 쉽게 영향을 받으므로 취급 주의 대상이다.

우리는 추워도 더워도 잠을 설친다. 시끄러워도 안 되고 너무 조용해도 안 되고, 밝아서 못 자는 사람이 있다면 어두워서 못 자는 사람도 있다. 그래서 수면 환경이 중요한데 아무리 쾌적한 환경에 있다 해도 뇌가 일하면 잠들 수 없다. 뇌는 중요한 수면 스위치다. 뇌를 쉬게 해야만 잠을 잘 수 있다.

뇌의 휴식과 관련된 연구는 초기 단계라서 과학적으로 아직 밝혀내지 못한 부분이 많다. '빛'에 대해 이야기해보자. 스마트폰이나 컴퓨터 화면에서 나오는 청색광blue light은 수면을 방해한다고 알려져 있다. 하지만 수면에 영향을 미칠 정도로 청색광을 쏘이려면 화면에 얼굴을 바싹 대고 계속 가만히 바라봐야 한다.

스마트폰이나 컴퓨터가 수면에 영향을 미치는 이유는 청색광 때문이라기보다는 기기를 조작하면 뇌가 자극을 받기 때문이다. 뇌를 쉬게 하려면 기본적으로 자기 전에 생각을 멈춰야 한다. 수면의 천재는 머리를 쓰지 않는 법이다. 평소와 같은 환경에서 머리를 쓰지 않으려면 어떻게 해야 할까. 지금부터 뇌의 스위치를 함께 살펴보자.

① 단조로움의 법칙

아무 생각도 하지 않기는 말처럼 쉽지 않다. 그러니 살짝 다른 방향에서 접근해보자.

고속도로에서 운전 중에 잠이 오는 원인 가운데 하나는 풍경에 변화가 없기 때문이다. 단조로운 상황에서는 머리를 쓰지 않으므로 뇌는 생각을 멈추고 지루함을 느껴 졸음에 빠진다. 단조로운 상태는 잠들기 위한 뇌의 스위치다.

가능하다면 의식적으로 단조로운 상태를 만들자. 자기 전에는 머리를 쓰지 않고 긴장을 푼 채로 즐길 수 있는 놀이가 좋다. 범인이 누구인지 궁금해서 집중하게 되는 추리소설보다는 지루한 책이 좋다. 나에게는 액션 영화보다 만담이 수면에 잘 맞았다(그래서 단조로운 영화가 흥행에 실패하나 보다). 궁금증을 유발하는 영상물은 집중해서 보게 되기 때문이다.

지루함은 보통 환영받지 못하지만 수면에는 좋은 친구다. 지루함
이 반복되면 뇌의 스위치가 꺼지고 깊은 잠이 찾아온다.

뇌의 관문은 이렇게 돌파하자

뇌는 일정하게 반복되는 패턴을 선호하는 성질이 있으므로 같은 행
동을 반복하면 수면에 도움이 된다. 매번 성과를 거두는 선수가 시합
전에 언제나 같은 속옷을 입고 같은 음식을 먹고 같은 포즈를 취하는
이유와 비슷하다. 선수는 시합 전에 늘 같은 행동을 반복해 쓸데없는
생각을 하지 않고 시합에만 집중한다.

마찬가지로 수면을 준비하는 사람이라면 쓸데없는 일을 생각하지
말고 그 상태에서 스위치를 끄고 자야 한다. 늘 자는 침대에서 매번
자는 시간에 똑같은 잠옷을 입고 평소와 다름없는 실내 온도와 조명
아래서 자자. 잠들기 전에 음악을 듣는다면 매일 듣는 단조로운 곡을
고르자.

'잠이 오지 않으면 침대에서 일어나라'는 말은 흔히 들을 수 있는
불면증 인지 행동 치료법 가운데 하나다. 침대는 잠자는 장소지 독서
나 텔레비전 시청을 위한 장소가 아니라는 사실을 뇌에 심어주어 올
바른 조건을 설정해주는 방법이다.

불면증 치료에는 효과가 있으나 불면증까지는 아니고 이미 침대에

서 책을 읽거나 텔레비전을 보는 습관이 몸에 밴 사람이라면 그것이 평소의 패턴이므로 반드시 그만둘 필요는 없다.

단, 텔레비전 방송이든 책이든 자극이 적고 지루한 내용을 고르자. 그런 의미에서 스마트폰은 위험하다. 게임도 할 수 있고 인터넷 검색이나 메일 확인도 가능하기 때문이다. 교감신경을 자극할 만한 요소는 되도록 피하자. 교감신경이 활발해지면 잠이 든다고 해도 황금시간 90분 동안 양질의 수면은 취할 수 없다.

② 양을 세는 올바른 방법

같은 행동을 반복해 수면을 유도하는 과정을 '수면 루틴'이라고 하는데, 오래전부터 전해온 양을 세는 방법도 그중 하나다. 그러나 일본어로는 양을 100마리쯤 세도 잠이 오지 않는다.

아나운서처럼 훈련을 받지 않는 한 '양이 한 마리, 양이 두 마리'라고 술술 말하기는 어렵다. 일본어로 양을 의미하는 '히쓰지'ひつじ도 반복해서 발음하기 쉬운 단어는 아니다.

'양 세기'는 원래 영어로 만든 수면 루틴으로 미국인이나 영국인은 'sheep, sheep, sheep······'하고 양을 센다. sheep(십, [ʃiːp])이 sleep(슬립, [sliːp])과 발음이 비슷하기 때문이라든가 '십'이라는 발음 자체가 쉽고 속삭이는 듯한 울림이라 수면을 유도하는 효과가 있기 때문이라는 등 다양한 설이 있다.

영어에 서툰 사람이라도 '히쓰지'보다는 '십'이 더 발음하기 쉽지 않을까. 오래전부터 전해오는 방법이라도 왜 효과적인지 근거를 살펴보면 의미 없는 것도 아주 많다는 사실을 알게 된다.

역 스위치, 다리를 떨면 잠들 수 없다?

전철에 탔을 때 잠이 오는 이유는 규칙적인 리듬에 맞춰 흔들리는 공간에서 졸음과 편안함을 느끼기 때문이다. 전철의 흔들림이 'f분의 1 진동'과 동일하기 때문이라고 말하는 연구자도 있다. 갓난아이가 기분 좋게 잠드는 요람의 흔들림도 마찬가지다.

f분의 1 진동은 시간적·공간적 변화에 따른 움직임을 예측할 수 없다는 특징이 있으며 규칙적인 소리와 불규칙한 소리의 중간에 해당하는 소리를 가리킨다. 사람의 마음을 안정시키고 치유 효과도 있는 것으로 잘 알려져 이름 정도는 들어본 적이 있을 것이다.

심장 박동, 호흡, 알파파, 논렘수면일 때 뇌파의 리듬도 f분의 1 진동이다. 원래부터 우리 몸이 지닌 리듬은 대부분 f분의 1 진동을 따른다. 비슷한 원리로 '다리를 떨어서 전철의 흔들림을 재현하면 잠이 오는가?'라는 질문을 받은 적이 있는데 사실상 거의 불가능하다. 만약 다리 떨기로 f분의 1 진동을 만들어 완벽하게 전철의 흔들림을 재현해낸다 해도 수면 스위치는 켜지지 않는다. 자발적으로 다리를 떨면 리듬을 만들어내려고 뇌를 풀가동하기 때문이다. 이는 단조로움의 법칙에 어긋난다.

열심히 춤 동작을 따라 할 때 뇌는 근육에 '왼손을 내밀고 다리를 올린다' 같은 지령을 내리고 리듬과 멜로디를 파악하면서 다음 동작을 떠올린다. 자발적으로 다리를 떠는 행위는 춤 동작을 따라 하는 것이나 마찬가지다. 몸을 움직이면서 흥분한 뇌는 자려고 들지 않는다. 잠을 자기에 적절하지 않은 상태라고 말할 수 있다.

단순히 흔들림이 있다고 해서 잠이 오지는 않는다. 반드시 수동적인 상황이어야 한다. 수동적으로 리듬에 몸을 맡겨야만 잠이 온다. 수동적인 상황이 중요하다면 자기 전에 하는 운동도 생각해봐야 한다. 스트레칭을 하면 수면의 질이 높아질 듯한 기분이 들지만 집중해서 스트레칭을 하면 뇌의 활동이 활발해진다. 되레 잠에서 멀어지는 요인이 될 수 있으므로 신경 쓰는 편이 좋다.

뇌도 잠들고 싶지
않을 때가 있다?

사람은 왜 졸릴까?

어째서 뇌는 '수면'이라는 휴식법을 택했을까? 이 질문의 답에는 뇌의 스위치를 더욱 잘 끄는 힌트가 숨어 있다.

수면 의학의 역사는 오늘날까지 흥미로운 행보를 이어왔다. 의학적으로 수면에 접근한 시대는 의학의 아버지라 불리는 히포크라테스가 살았던 고대 그리스까지 거슬러 올라간다. 동양 의학에서도 음양설을 바탕으로 수면을 이야기했으며 중세 유럽에서는 종교적인 해석을 더해 수면을 논한 점이 눈에 띈다.

19세기 유럽에서는 뇌에 영향을 미치는 피로 물질이 존재한다는 학설이 제기되어 수면을 과학적으로 검증하려는 움직임이 점차 두드러지기 시작했다. 이후 '잠을 자지 않으면 수면 물질이 축적되어 졸음이 온다'는 주장이 나오자 일본과 유럽에서는 검증을 위해 다양한 연구를 실시했다.

자는 동물의 혈액과 뇌척수액을 추출해 다른 동물에게 주입하면 어떻게 될까? 동물 두 마리의 혈관을 서로 결합하면 두 마리가 동시에 잠들 확률은 높아질까? 이런 극단적인 실험까지 이루어졌다.

현재 수면은 신경 과학 분야의 연구 대상으로 아직 완전하지는 않지만 그래도 어느 정도 연구가 진행되었다. 스탠퍼드에서 우리 연구팀이 기면증의 병리를 해명한 것처럼 수면 장애의 메커니즘도 하나둘 밝혀지고 있다. 수면과 각성에 관여하는 신경세포와 신경 전달 물질이 무엇인지에 관한 연구도 진행 중이다.

아데노신adenosine이라는 물질이 있다. 아데노신은 억제 작용을 하는 신경 전달 물질로 DNA의 기본 구성 성분이므로 태고의 생물과 아메바 같은 진핵생물에도 존재한다. 이는 수면의 기원이 매우 오래되었을 가능성이 있다는 의미로 식물이 잠을 잔다고 해도 그리 이상한 일은 아니라는 이야기다.

카페인을 섭취하면 잠이 깨는 이유는 카페인이 사람을 잠재우는 아데노신의 작용을 방해하기 때문이다. 강력한 각성 작용을 하는 카페인은 커피나 카카오 콩 같은 식물에서 생성되며 동물의 체내에서는 발생하지 않는다.

그 외에도 강력한 각성을 일으키는 오렉신$_{orexin}$이라는 신경 전달 물질은 각성뿐 아니라 음식물 섭취에도 관여한다. 오렉신은 그리스어로 '식욕'을 뜻하는 오렉시스$_{orexis}$에서 유래한 이름이다.

오렉신을 발견한 다음해, 우리 연구팀에서 오렉신이 부족하면 기면증이 발생한다는 사실을 밝혀냈다. 간단히 설명하면 기면증 환자는 갑자기 잠드는 것이 아니라 일반적인 각성 상태를 유지할 수 없는 것이다.

사람은 연속해서 약 16시간 동안 깨어 있을 수 있다. 그사이에 오렉신 같은 각성 물질은 계속 활동하지만 동시에 자고 싶은 욕구인 수면 압력도 상승한다. 하루주기리듬의 영향으로 각성 물질의 활동이 약해지면 '수면 압력의 상승'이 '각성 물질의 활동'을 웃돌게 된다. 이처럼 '수면 압력의 상승'이 '각성 물질의 활동'을 역전하는 상태가 바로 졸음이 심해질 때 뇌에서 일어나는 현상이다.

스탠퍼드 수면 실험, 하루가 만약 90분이라면?

수면 연구는 여전히 가야 할 길이 먼 분야이며 신경 활동이나 신경 전달 물질만으로 입면을 설명하기는 어렵지만 이에 관해 스탠퍼드에서 실시한 '졸음과 뇌'에 관한 실험을 소개하려고 한다.

잠은 보통 하루에 한 번 자기 때문에 수면의 측정과 실험에는 시간이 오래 걸린다. 수면 패턴을 기록한 데이터를 축적하려면 여러 날이 필요하며 그마저도 사람이 잠드는 밤이 되어야 기록할 수 있다.

기면증에는 수면과 관련한 이상 증세가 두 가지 나타난다. 하나는 수면잠복기가 극단적으로 짧다는 점이다. 또 다른 하나는 보통 잠들고 나서 90분 뒤에 찾아오는 렘수면이 잠든 직후에 바로 나타난다는 점이다. 이러한 증세를 조금 더 효율적으로 관찰할 수는 없을까?

그리하여 스탠퍼드에서는 1980년에 하나의 방법을 고안해냈다. 기면증 환자의 데이터도 축적하고 '하루 동안 자는 시간대에 따라 렘수면이 출연하는 방식이 바뀔까?'라는 의문도 풀기 위해 하루를 90분으로 설정한 상태에서 실험을 진행한 것이다. 이를 '90분 하루'A 90 minute day 실험이라고 부른다.

먼저 90분을 하루로 생각해보자. 24시간은 1,440분(24시간×60분)이다. 90분을 하루로 설정하면 이론상 24시간에 16일분, 즉 하루에 2주가 넘는 분량의 데이터를 측정할 수 있다(1,440분÷90분=16일).

이 방법은 일반적으로 하루에 한 번 데이터를 수집하는 방식에 비해 매우 효율적이며 실험 비용과 연구대상자의 신체를 구속하는 시간도 줄일 수 있다. 무엇보다도 획기적인 것은 24시간에 걸쳐 자는 동안 각기 다른 데이터를 수집할 수 있으므로 졸음과 렘수면의 변화를 측정해 하루 중 시간대에 따라 수면이 어떻게 변하는지를 살펴보는 시뮬레이션이 가능하다는 점이다.

하루에 해당하는 90분 가운데 '60분은 각성, 30분은 수면'이라고 설정하고 다음의 사실을 관찰했다.

- 30분 수면을 시작하고 몇 분 만에 잠드는가?
- 졸음은 언제 일어나고 어떻게 변화하는가?
- 실제 밤 시간에 측정한 90분과 낮 시간에 측정한 90분을 비교했을 때 졸음에 차이가 있는가?

실험은 '깨어 있는 시간'부터 시작하기로 하고 연구대상자는 60분 동안 책을 읽거나 운동을 한다. 그동안 뇌파 전극을 부착하고 안구 운동과 근전도를 기록했다.

60분 후 "이제 잘 시간입니다. 침대로 들어가 누워주세요."라고 말한 뒤 불을 끈다. 잘 수 있다면 자도록 한 다음 '수면 시간' 30분 동안에도 마찬가지로 뇌파 등을 측정한다. 실험 시간인 90분이 모두 지나면 연구대상자를 깨운다. 이것으로 각성 60분과 수면 30분을 더해 하루(90분)를 완성한다.

예상대로 기면증 환자는 시간대에 상관없이 수면잠복기가 짧고 렘수면이 입면 직후에 바로 나타났다. 주목해야 할 점은 건강한 사람인데도 낮 시간(다음 페이지 그림에서 I~J 구간)에 강한 졸음과 렘수면 이상 증세가 감지되었다는 사실이다.

실험을 통해 각성 상태라 해도 오후가 되면 졸음이 온다는 사실을 가시적인 형태로 파악할 수 있는 결과였다. 이후 스탠퍼드는 이러한 결과를 바탕으로 낮 동안의 졸음을 객관적으로 측정하는 '다중 수면 잠복기 검사'multiple sleep latency test, MSLT 를 개발했다.

<hr />

스탠퍼드의 '90분 하루' 실험

개요

- 90분을 하루로 보고 24시간에 16일분의 수면 데이터를 측정하는 실험
- 설정: 90분을 하루라고 가정한다(60분이 각성, 30분이 수면).
  연구대상자는 기면증 환자와 건강한 사람이다.

실험 모델

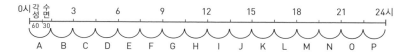

90분 하루 실험의 목적

- 기면증 환자의 렘수면의 질 측정: 기면증 환자는 수면잠복기가 매우 짧은 데다 입면 후 바로 렘수면이 나타나므로 렘수면의 질을 측정할 수 있다.
- 효율적인 데이터 축적: 하루에 A~P 구간에 해당하는 16일분의 데이터를 측정할 수 있다.
- A에서 P에 이르기까지 시간대가 달라지면서 수면의 질(잠들기 어려운 정도, 수면잠복기 등)에 변화가 나타나는지 여부: 일반인에게도 적용할 수 있다.

POINT 각성 상태에서도 오후가 되면 졸음이 온다

자기 직전에는 졸리지 않다?

'90분 하루' 실험 이외에도 이스라엘의 수면 연구가인 페레츠 라비 Peretz Lavie 박사는 시간을 더욱 잘게 쪼개어 13분 동안 깨어 있고 7분 동안 잠을 자는 '20분 하루'A 20 minute day 실험을 진행했는데, 이 실험에서 예상 밖의 사실을 알아냈다.

사람은 보통 계속 깨어 있으면 수면 압력이 오른다. 즉, 깨어 있는 시간이 길어질수록 잠이 온다. 그렇다면 자기 직전에 수면 압력이 가장 높아져 잠들기 직전에 가장 졸려야 맞다.

그러나 실험에서는 평소 취침하는 시간을 기준으로 2시간 전부터 취침 직전까지 가장 잠이 오지 않는다는 결과가 나왔다. 연구대상자는 평소 취침하는 시간을 기준으로 앞쪽 6구간(20분×6)에 해당하는 시간대에 잠을 이루지 못했다.

실험 결과를 실제 수면에 적용해보면 매일 자정에 자는 사람은 밤 10시부터 2시간 동안 가장 잠이 오지 않는다는 이야기가 된다. 이처럼 입면 직전에 뇌가 잠을 거부하는 '진입 금지 구역'forbidden zone이 있다. 이른바 '수면 금지 구역'이라 불리는 시간대다.

'수면 금지 구역'은 1986년에 라비 박사가 제창한 이론으로 원인은 아직 밝혀지지 않았다. 그러나 뇌가 잠을 거부하는 현상은 다른 연구자의 실험에서도 확인할 수 있다. 수면 압력이 높아지는 변화의 과정에서 각성 상태를 유지해 수면 압력에 대항하려는 시스템이 존재한다는 가설은 눈여겨볼 만하다.

각성을 유지하려는 시스템이 없으면 뇌는 졸음을 견딜 수 없기 때문이다. 수면 압력에 대항하는 무언가가 없다면 16시간이나 각성을 유지하는 이유도 설명할 수 없다. 수면 압력에 대항하는 시스템은 잠들기 직전에 가장 강해지고 그 후 급속히 활동이 약해져 뇌가 수면 모드로 들어간다는 사실을 예상할 수 있다. 수면 압력에 저항하는 물질로는 역시 오렉신을 1순위로 들 수 있는데, 소수를 대상으로 한 실험이기는 하지만 오렉신이 부족한 기면증 환자에게는 수면 금지 구역이 나타나지 않는다는 보고도 있어 흥미롭다.

다음 날 일찍 일어나야 한다면 이 방법을!

누구에게나 '오늘은 1시간 일찍 자야지'라고 마음먹는 날이 있다. 다음 날 아침 일찍 나서야 하거나 출장 같은 일정이 잡혀 있을 때, 어제 처리하지 못하고 남은 일을 아침 일찍 일어나 해치우고 싶은 날도 있을 것이다.

하지만 1시간 일찍 자려면 수면 금지 구역을 침범해야 하니 보통 어려운 일이 아니다. 수면 금지 구역 현상을 이해했다면 반대로 평소처럼 자고 수면 시간을 1시간 줄이는 편이 스르륵 잠들어 수면의 질을 확보할 가능성이 높다는 사실을 알아챘을 것이다.

정해진 시간에 자도록 수면 패턴을 만들면 수면에 도움이 되지만 취침 시간을 앞당기려 할 때는 수면 금지 구역의 영향을 받으므로 시간이 걸린다. 뒤로 늦추기는 쉽지만 앞으로 당기기는 어려운 것이 수면의 특징이다.

하루 안에 쉽게 조절할 수 있는 수면 시간은 1시간이다. 이는 시차에 적응할 때와 마찬가지라서 시차가 8시간 난다면 적응에 8일이 걸리므로 수면 패턴을 바꾸고 싶다면 하루로는 힘들다. 게다가 취침 시간은 기껏해야 최대 1시간 정도 앞당길 수 있는데, 하필 그 시간대는 수면 금지 구역이 가로막고 있다.

그러므로 갑자기 내일 일찍 일어나야 하는 사정이 생겼다면 무리하지 말고 평소와 같은 시간에 잠들어 수면의 질을 확보하는 편이 좋다. 어떻게 해서든 1시간 일찍 자고 싶다면 평소보다 1시간 일찍 욕조에 몸을 담그고 스트레칭 같은 가벼운 운동을 병행해 인위적으로 체온을 올리는 방법을 추천한다.

정해진 수면 계획표를 따르자

수면 금지 구역 외에도 취침 시간을 앞당기는 데 방해가 되는 요소는 다양하다. 야근이나 회식 등 무언가 돌발적인 상황이 벌어질 수 있기 때문이다. 따라서 수면의 세계에서는 일정표가 효력을 발휘한다.

수면의 질을 확보하고 싶다면 먼저 일어날 시간을 고정해야 한다. 가령 수면 시간이 부족하거나 상황이 여의치 않더라도 일단 기상 시간을 정한 다음 취침 시간을 설정하자. 사람은 14~16시간 정도 각성이 지속되면 수면 압력이 높아져 저절로 잠이 든다는 사실을 고려해 계획을 세우자.

이런 식으로 수면 패턴을 하나 만들었다면 그다음에는 자는 시간을 고정하자. 매일 실천하기는 어렵더라도 가급적 정해진 시간에 잠자리에 드는 편이 좋다. '수면 잠복' 시간이 아니라 '수면 고정' 시간에 주목하자.

취침 시간을 정했다면 다음 날 아침 일찍 일어나야 한다고 해도 일찍 자서는 안 된다. 평소와 같은 시간에 자야 한다는 사실을 명심하자. 그렇게 해야 수면 금지 구역을 침범하지 않으면서 결과적으로 수면의 질을 높일 수 있다. 잠드는 시간을 고정하면 뇌에서도 설정을 저장해 황금시간 90분도 수면 패턴 안에 자리 잡게 될 것이다.

불빛은 독이 되기도 약이 되기도 한다
앞서 언급한 청색광은 뇌에 어떤 영향을 미칠까?

수면을 촉진하는 호르몬으로 널리 알려진 멜라토닌melatonin은 아침에 햇빛을 쏘이면 분비가 줄어들어 잠이 깨고 해가 지면 분비가 시작돼 졸음을 부른다. 다른 관점에서 보면 밤에 편의점 같은 곳에서 강한 불빛을 장시간 쏘이면 멜라토닌이 제대로 분비되지 않아 수면과 생체리듬에 이상이 생긴다.

그동안은 '강한 불빛'이라는 모호한 표현을 썼지만 최근 연구를 통해 470나노미터라는 단위의 파장을 감지하면 각성 수준과 작업 능률이 올라간다는 사실을 밝혀냈다. 동시에 이 파장을 띠는 빛은 멜라토닌의 분비를 억제해 수면 스위치를 방해한다. 이 빛이 바로 '청색광'이다.

청색광은 망막에 안 좋은 영향을 미친다고 알려져 있지만 부정적 측면과는 반대로 각성 수준과 작업 능률의 향상에 기여하는 등 다양한 생리적 기능에 긍정적 영향을 미칠 가능성이 있다.

실제로 밤 경기에서 청색광을 쏘여 각성 수준과 기량을 높이고 부상 방지 목적으로 야간 조명까지 준비하는 메이저리그 구단도 있다. 스탠퍼드에도 밤이 되면 청색광이 줄어드는 PC 프로그램을 직접 개발한 학생이 있었는데 지금은 여러 업체에서도 비슷한 제품을 제조하는 듯하다.

개인적인 의견을 말하자면, 조도가 낮은 청색광에 크게 예민해질 필요는 없다. 하지만 부정적 측면도 있다는 사실은 알아두자. 적어도 자기 전에 깜깜한 방에서 장시간 스마트폰을 보는 등 청색광의 영향력을 키우는 행동은 자제하는 편이 좋다.

능률을 극대화하는 각성 스위치

졸음은 매우 귀중한 감각이다. 체온, 뇌, 호르몬, 자율신경 작용이 연동해 일어나는 현상이기 때문이다. 따라서 졸릴 때 자는 것이 가장 이상적이다. 특히 밤에 느끼는 졸음은 강력한 수면 스위치다. 반대로 어떻게 해서든 졸음에 맞서야 할 때 도움이 될 만한 대책은 6장에서 이야기하겠다.

수면은 여전히 수수께끼로 가득하고 실제로는 수면보다 각성에 관해 밝혀진 사실이 더 많다.

자고 있을 때 분비가 줄어드는 스테로이드는 활동에 관여하는 호르몬으로 면역 억제 작용을 한다. 그래서 면역 활동이 활발한 밤에는 잠잠하지만 아침이 다가올수록 분비량이 늘어난다. 노르아드레날린noradrenalin, 히스타민histamine, 도파민dopamine도 각성 시에 활동하는 뇌의 화학 물질이다.

이러한 물질이 제대로 기능해 각성 수준이 높아지면 낮 동안에 능률이 향상되고 결과적으로 수면의 질도 올라가 최고의 수면에 도달할 수 있다. 다양한 각성 스위치를 켜서 낮 동안의 능률을 향상시키면 밤사이에 질 좋은 수면이 찾아온다. 각성과 수면은 둘이서 한 몸이라 기분 좋은 각성이 쾌적한 수면을 이끌어내기도 하고 쾌적한 수면이 기분 좋은 각성을 불러오기도 하기 때문이다.

여기까지 최고의 수면을 얻는 방법과 양질의 수면이 각성에 미치는 영향을 중심으로 살펴보았다. 그렇다면 과연 '기분 좋은 각성이 쾌적한 수면을 이끌어낸다'는 말은 무엇을 의미할까?

식사법 하나만 해도 수면의 질에 큰 영향을 미친다. 그만큼 잘 자기 위해서는 '낮 시간을 어떻게 보내느냐'가 중요하다. 각성은 수면에 얼마나 영향을 미치며, 숙면을 위해 아침에 일어나 밤에 잠들기까지 어떻게 행동하면 좋을지 다음 장에서 함께 살펴보도록 하자.

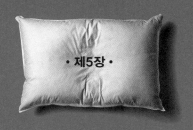

제5장

잠의 질을 높이는
스탠퍼드식 각성 전략

수면은 잠자는 시간을 벗어난 인생에도 선물이다.

_윌리엄 C. 디멘트

각성 방식에 따라
숙면 여부가 결정된다

수면과 각성은 떼려야 뗄 수 없는 관계다

나는 수면 전문가이면서 동시에 각성 전문가라고 자부한다. 내 전문인 기면증이라는 수면 장애는 갑자기 쏟아지는 졸음을 억누른다고 해결되지 않는다. 그보다는 각성 스위치를 누르는 것이 중요하다. 한마디로 졸음을 견디는 방어법이 아니라 각성 스위치라는 공격법을 사용한다. 기면증 대책으로는 공격이 최대의 방어인 셈이다.

아침에 일어나서 잠들 때까지 습관적으로 하는 행동이 최고의 수면을 이끌어내고, 다시 최고의 수면이 최고의 성과를 가져다준다. 이를 '각성과 수면의 선순환'이라고 한다.

숙면을 취한 사람은 아침부터 다르다

아침에 꾸물거리며 늦잠을 자고 하루 종일 꾸벅꾸벅 졸고 몸에 해로울 정도로 낮잠을 자면 밤이 되어도 수면 스위치에 불이 들어오지 않는다. 수면잠복기가 길어져 좀처럼 잠들지 못하고 잠이 들어도 얕은 잠을 자며 황금시간 90분을 놓쳐서 전체 수면의 질이 떨어진다. 그리고 다음 날 아침에는 가뿐하게 일어나지 못하는 악순환이 반복된다.

불면증 환자는 뇌 전체가 운동 과잉 상태일 가능성이 있다. 그래서 해가 져도 뇌의 흥분이 가라앉지 않는다. 흔히들 '불면증은 아침에 시작된다'라고 이야기한다. 아침부터 과도한 뇌 활동이 시작되면 수면도 영향을 받기 때문이다.

아마도 대다수 직장인의 뇌는 운동 과잉 상태일 것이다. 그렇기에 밤이 되어 뇌를 쉬게 하고 싶어도 곧바로 수면 모드로 들어가기 어렵다. 지금 수면 때문에 고민하는 사람이라면 아침에 일어나면서부터 습관적으로 하는 행동을 바꾸어보자.

스탠퍼드가 찾아낸 각성 스위치

앞서 수면 스위치는 체온과 뇌라고 밝혔다. 그렇다면 '각성 스위치'는 무엇일까?

'신경 회로의 어느 부분을 자극하면 깨어날까, 어디를 자극하면 잠들까'에 관한 연구는 현재 상당 부분 진행되었다.

노벨상 유력 후보로 지목되는 스탠퍼드 칼 다이서로스Karl Deisseroth 교수는 최첨단 연구로 전 세계의 주목을 받았다. 그는 광유전학optogenetics이라는 학문 분야의 선구자로, 표적으로 삼은 신경세포 집단에 '빛에 반응하는 물질'이 발현하도록 조작하고 머리에 삽입한 가느다란 광섬유에 빛을 쏘여 뇌 신경세포의 흥분과 진정을 자유자재로 조절하는 연구를 진행 중이다. 쉽게 말해 예전 같았으면 뇌에 전극을 삽입하고 전기 자극을 주어야만 볼 수 있었던 반응을 이제는 빛을 비추기만 해도 알 수 있게 되었다는 의미다. 실제로 생쥐에게 빛을 쏘여 각성과 수면을 조절하는 실험을 한 적이 있다.

앞서 소개한 각성을 돕는 오렉신은 연구소 두 곳에서 동시에 발견했기에 이름도 두 개다. 미국 캘리포니아 주 샌디에이고에 위치한 스크립스연구소The Scripps Research Institute, TSRI의 루이스 데 레세아Luis de Lecea 박사가 발견한 '히포크레틴'Hypocretin은 오렉신의 다른 이름이다.

나와 SCN연구소의 후지키 노부히로藤木通弘 박사는 생쥐를 이용해 수면을 기록하는 방법을 가르쳤다. 레세아 박사는 다이서로스 박사의 도움을 받아 히포크레틴 신경세포에 '빛에 반응해 흥분하는 수용체'를 발현시킨 다음 빛을 쏘여 자극하는 실험을 실시했다. 그러자 그 전까지 잠들어 있던 생쥐가 갑자기 잠에서 깨어났다. '생쥐의 히포크레틴 신경세포에 빛을 쏘이면 각성 반응을 얻을 수 있다'라는 발견은 세계 최초이며 《네이처》를 통해 보고되었다. 덧붙여 같은 방식으로 '빛에 반응해 진정하는 수용체'를 발현시킨 다음 빛을 쏘여 자극하면 순식간에 생쥐를 잠들게 할 수도 있다.

그렇다고 해서 '그럼 지금부터 자고 싶으니까 빛을 쏘여서 각성에 관여하는 신경세포를 진정시켜야지'라든가 '신경세포에 빛을 쏘여서 지금부터 3시간 푹 자고 다시 빛을 쏘여서 가뿐하게 일어나야지'라는 식으로 손쉽게 조절할 수는 없다. 미래에는 그런 일도 가능해지겠지만 현재로서는 파킨슨병이나 루게릭병 같은 신경 난치병 치료에 응용할 수 있을 것으로 기대를 모으고 있다.

그런데 현시점에서도 이론을 응용하면 특별한 도구를 사용하지 않고도 충분히 각성 스위치를 켤 수 있다. 과학적이면서 동시에 수면의 질을 높여줄 각성 스위치는 바로 '빛'과 '체온'이다.

① 빛

인간은 약 24.2시간이라는 고유의 생체리듬에 따라 움직인다. 인간이 24시간이라는 지구의 리듬에 맞춰 살아갈 수 있는 이유는 빛이 있기 때문이다. 그런데 빛이 없다면 어떻게 될까?

생쥐의 생체리듬은 24시간보다 짧고 23.7시간인 종류도 있다. 생체리듬이 23.7시간인 생쥐를 빛이 전혀 없는 공간에 두면 고유의 리듬에 맞춰 생활하므로 하루를 시작하는 시간이 매일 18분씩 빨라진다. 생쥐의 체온 변화로 미루어볼 때, 그들에게 '하루의 시작'이란 인간의 기상, 세안, 조식에 해당하는 일이다. 이러한 조건에서 1개월 동안 사육을 이어가자 놀랍게도 야행성인 생쥐가 낮 시간대에 활동하기 시작했다.

이처럼 지구의 리듬에 영향을 받지 않고 생물이 지닌 고유의 생체 시계만으로 살아가는 상태를 '무동조free-run 상태'라고 부른다.

인간은 빛이 아예 없으면 제대로 된 생활을 이어가지 못하고 정신 이상이 발생할 위험도 있으므로 인간을 대상으로 무동조 실험을 할 때는 간단한 작업을 할 수 있을 정도의 희미한 불빛을 제공한다. 이처럼 빛의 영향을 완전히 제거하지 못했기에 일반적으로 '인간의 생체리듬은 25시간'이라고 알려졌다. 그러나 현재는 25시간보다 짧은 '24.2시간'으로 추측한다.

빛은 아침, 낮, 밤을 만들어낸다. 계절에 따라서는 밤이 길어지거나 짧아지지만 24시간 주기로 움직이는 것만은 확실하다. 우리의 아침과 밤은 빛 없이는 찾아오지 않으며 체온, 자율신경, 뇌와 호르몬 기능도 빛이 없으면 리듬이 무너져 컨디션이 망가진다.

일본 나라현립 의과대학의 사에키 게이고佐伯圭吾, 오바야시 겐지大林賢史 교수는 나라 시 헤이조쿄 지역에 사는 고령자 1천 명을 대상으로 조사를 실시했다. 빛을 잘 감지하지 못하는 백내장 환자를 치료 목적으로 '수술받은 그룹'과 '수술받지 않은 그룹'으로 나누어 데이터를 수집한 결과, 수술받은 그룹에서 인지 기능이 높게 나타났다. 이는 빛의 자극이 뇌 활성화에 영향을 미친다는 사실을 보여주는 중요한 보고다.

또 해당 연구팀은 '밤에 꼬마전구 정도의 불빛만으로도 비만과 지질 대사 관련 문제가 발생할 위험이 커진다'라는 독특한 연구 결과를 발표하기도 했다.

이 정도로 중요한 영향을 미치는 빛은 창문만 열어도 쉽게 만날 수 있다. 아침에 일어나면 반드시 햇빛을 쏘이는 습관을 들이자. 비나 구름으로 태양이 보이지 않아도 생체리듬과 각성에 영향을 미치는 빛의 성분은 뇌에 도달하므로 단 몇 분이어도 좋으니 매일 햇빛을 쏘이자.

② 체온

체온은 하루주기리듬의 영향을 가장 많이 받는다. 따라서 잘 때 내려가고 깨어 있을 때 올라간다. 이러한 리듬을 외부 요인으로 무너뜨리지 않는 것이 중요하다.

한마디로 깨어 있을 때 상쾌한 기분을 유지하려면 각성 시에는 체온을 바짝 올려서 스위치를 켜두는 편이 좋다.

빛과 체온이 각성을 기분 좋은 상태로 유지하는 데 큰 영향을 미치지만 호르몬이나 신경 전달 물질도 그에 못지않게 중요한 역할을 담당한다. 각성 스위치는 입면 스위치보다 종류가 훨씬 다양하므로 지금부터는 각성 스위치에 불을 켜는 하루의 행동 습관을 소개한다. 아침에 일어났을 때부터 차례로 실천한다면 그날 밤 수면의 질은 확실하게 올라갈 것이다.

깊은 잠으로 이끌어주는
각성의 원칙 11

① 알람은 두 개를 맞춘다

최고의 수면을 이끌어내는 각성을 만들려면 우선 잘 일어나는 것부터 시작해야 한다. 사람마다 조금씩 다르지만 보통은 약 90분 주기로 수면을 반복한다. 아침이 다가올수록 논렘수면이 줄어들고 렘수면이 늘어나며 체온은 서서히 오르고 교감신경이 우위를 차지하기 시작한다.

새벽에는 혈당치 조절에 중요한 역할을 하는 코르티솔cortisol이라는 호르몬의 분비량이 늘어난다는 사실에 주목하자. 코르티솔은 새벽녘에 가장 많이 분비되고 오후가 될수록 감소하며 수면 주기에 들어서면 전반부에는 거의 분비되지 않는다. 아침 기상 전에는 하루의 활동을 준비하기 위해 분비량이 증가한다.

그렇다면 뇌와 몸이 깨어날 준비를 하는 어떤 시점에 일어나야 상쾌한 시작을 열 수 있을까? 책의 서두에도 적었지만 '논렘수면과 렘수면 주기는 90분이므로 90분 단위로 수면을 취해 렘수면이 나타난 시점에 일어나면 머리도 맑고 개운하다'라는 설이 사람들 사이에 뿌리 깊게 박혀 있다.

1970년대에 보고된 연구 중 언제 일어나야 개운하고 하루의 능률이 향상될지를 조사한 실험이 있다. 실험에서는 새벽녘 렘수면이 나타날 때 일어나면 좋다는 결과가 나왔다. 그때 이후로 렘수면이 출연할 때 맞춰서 일어나면 좋다는 '90분 단위' 설이 널리 퍼졌다.

하지만 실제로 수면 주기는 사람마다 다르고 늘 규칙적이지도 않으므로 예측하기 어렵다. 따라서 '90분 단위'라고 확정하는 것은 너무 섣부른 결론이다. 수면 주기에 지나치게 신경 쓰지 않아도 아침이 다가올수록 렘수면의 지속 시간도 길어지므로 보통 렘수면 시점이나 그 직후에 자연스럽게 잠에서 깬다.

애초에 렘수면이 출현하는 시점을 알아내기란 어렵다. 평범한 가정의 침대 옆에서 근전도, 뇌파, 안구 운동을 측정하는 일부터가 비현실적이다.

지금은 수면의 깊이를 측정하는 수면 앱이나 손목시계형 장치도 있고 같은 이론을 응용해 알람 기능까지 넣은 장치도 나왔지만 현 단계에서는 어떤 장치도 렘수면을 정확히 측정하기에는 부족하다.

그래서 내가 추천하는 방법은 '기상의 여백 만들기'다.

먼저 아침에 알람을 두 개 설정하자. 만약 오전 7시에 무조건 일어나야 한다면 6시 40분과 7시, 두 번의 알람을 맞춘다. 이때 6시 40분과 7시 사이의 20분을 기상의 여백으로 볼 수 있다. 아침 무렵에는 렘수면의 지속 시간이 길어지므로 20분을 전후로 논렘수면에서 렘수면으로 전환된다. 알람 두 개는 이 전환 시점을 공략하는 작전이다.

첫 번째 알람을 맞출 때는 아주 미세한 소리로 짧게 설정해야 한다. 렘수면일 때는 잠에서 깨기 쉬우므로 작은 소리에도 금세 눈이 떠진다. 작은 알람 소리를 알아차렸다면 렘수면 상태에서 깨어났다는 의미이므로 기분 좋게 일어날 수 있다.

첫 번째 알람이 울렸을 때 일어나지 못해도 괜찮다. 이때 일어나지 못했다는 것은 아직 논렘수면 중이라 한창 단잠에 빠져 있다는 의미이기 때문이다. 반대로 첫 번째 알람 소리가 너무 크면 논렘수면 상태에서 눈이 떠져 지끈거리는 아침을 맞이하게 된다.

알람을 못 듣고 지나칠까 봐 걱정하는 사람도 있을 텐데 안심하자. 7시에 두 번째 알람이 울리면 무리 없이 일어날 수 있을 것이다.

이렇게 알람을 두 개로 설정하면 첫 번째 알람이 울린 시점에 논렘수면에 빠져 있더라도 기분 나쁜 기상을 피할 수 있고, 조건에 따라 다소 차이는 있지만 렘수면 상태에서 깨어날 확률이 1.5배 높아진다.

그렇다면 다시알림snooze 기능으로 충분하지 않을까? 이 방법은 개인적으로 추천하지 않는다. 다시알림 기능으로는 원하는 만큼 충분한 여백을 설정할 수 없으므로 잠에서 깨기 힘든 논렘수면 시점에 몇 번이고 경고음이 울리니 기분 좋게 일어날 수 없다.

오전 5~7시 사이는 생리적으로 렘수면이 늘어나는 시간대이므로 개운하게 일어날 확률이 매우 높다. 반대로 출퇴근이 자유로운 회사라고 해도 9시까지 자는 것은 권하고 싶지 않다. 코르티솔이 분비되기 시작해 체온도 상승하고 몸이 일어날 준비를 마친 상태이기 때문에 잠을 자도 수면의 질이 떨어진다. 뒤에서 다시 적겠지만 아침 햇빛과 식사는 생체리듬을 형성하는 중요한 요소이므로 늦잠을 잔다는 것은 알면서도 스스로 생체리듬을 흐트러뜨리는 것이나 마찬가지다.

그리고 '아침에 일찍 일어나기는 하지만 이불을 벗어나기가 힘들다'면 우울증의 징후로 봐야 하며, 이불 속에서 불안과 긴장이 커져 터무니없는 일을 떠올리게 될 수 있으니 주의해야 한다.

② 잠을 유혹하는 물질의 분비를 줄이자

잠에서 깨면 체온은 저절로 올라가지만 바로 몸을 움직이면 체온 스위치는 더 잘 켜진다. 다만 혈압이 높은 사람은 혈압이 급격히 상승하지 않도록 잠에서 깨어나도 자리에서 바로 일어나지 않는 편이 좋으므로 천천히 침대를 벗어나자.

자리에서 일어났다면 날씨에 상관없이 아침 햇빛을 쏘이자. 이는 무슨 일이 있어도 거르지 말아야 할 행동 습관이다. 간단하지만 효과는 매우 크다.

밤에 일하고 낮에 자는 교대 근무자는 햇빛과 24시간이라는 지구의 리듬에 맞춰 생활하기 어렵다. 인간의 고유한 생체리듬인 24.2시간을 그대로 따르므로 시간이 점점 어긋나고 만다.

전형적인 사례가 양쪽 눈이 거의 보이지 않는 시각장애인이다. 망막에 문제가 있어 양쪽 시력을 모두 잃은 사람은 빛을 감지하지 못한다. 그렇기에 생활이 고유한 생체리듬에 맞춰져 조금씩 점점 뒤로 밀린다. 그러다가 낮에 자고 밤에 깨어 있는 상태가 며칠이나 계속되다가 다시 원래대로 돌아가는 생활을 반복한다. 가족과 본인에게는 정말 지치는 일이다.

그런데 1991년 미국 오리건 건강과학대학 Oregon Health and Science University의 로버트 L. 색Robert L.Sack 교수, 알프레드 J. 레비Alfred J.Lewy 교수 연구팀의 연구에 따르면 이러한 환자에게 멜라토닌을 투여하자 생체리듬이 초기화되어 24시간에 동조하는 생활이 가능해지고 밤에도 평범하게 잠들었다고 한다. 이 연구로 멜라토닌이 수면과 생체리듬을 조절하는 물질로 단숨에 주목을 받았다.

멜라토닌은 미국에서 처방전 없이 손쉽게 구입할 수 있고 지금도

인기리에 팔리며 약 2천억 원의 매상을 올리는 건강보조제다. 예전에는 돼지 뇌에 있는 송과체pineal gland에서 추출한 멜라토닌을 정제해 만들었지만 지금은 더 안전한 합성 멜라토닌 보조제가 생산되고 있다.

하지만 멜라토닌 보조제는 효과를 보는 사람과 보지 못하는 사람이 분명히 나뉘어 있다. 효과를 보는 사람은 주로 고령자다. 나이가 들수록 멜라토닌의 분비량은 점점 줄어든다. 빛의 자극을 받아들이는 감각이 약해져서 멜라토닌의 분비 리듬도 무너지기 때문이다. 즉, 젊고 시력에 문제가 없는 사람은 보조제를 먹지 않아도 저절로 멜라토닌이 생성되므로 안이한 생각으로 보조제를 복용하기보다는 멜라토닌을 제대로 분비하려면 어떻게 해야 하는지 그 방법을 찾는 편이 좋다. 적절한 행동 습관을 들이면 멜라토닌을 조절하는 힘은 저절로 따라온다. 이처럼 멜라토닌은 생체리듬을 조절해 잠을 촉진하는 작용을 하므로 각성 단계에서는 분비를 억제시켜야 한다.

햇빛은 멜라토닌 억제에 크게 기여한다. 반드시 햇빛이 있어야만 멜라토닌의 분비를 억제할 수 있다는 의미는 아니지만 그 밖에는 아직 연구가 진행 중인 단계라 실생활에 적용하려면 조금 더 시간이 필요할 듯하다. 지금은 가장 친숙한 아침에 뜨는 해를 최대한 활용하자. 햇빛이든 인공 불빛이든 빛을 감지하는 기관은 눈이다. 인간의 망막에는 멜라놉신melanopsin이라는 수용체가 있는데, 멜라놉신이

470나노미터라는 특정한 파장을 띤 빛을 감지하면 멜라토닌의 분비가 억제된다. 이러한 작용은 시각과는 별개이므로 태양을 직접 보지 않고 햇빛을 쏘이기만 해도 효과를 얻을 수 있다.

멜라토닌 조절에 어느 정도 관여하는 멜라놉신에 관해 보고된 지는 15년도 넘었다. 최신 정보는 아니지만 아직 인식이 낮고 가능성이 열려 있는 분야인 만큼 앞으로 멜라놉신 각성 작용의 응용을 기대해 보아도 좋을 듯하다.

③ 아침에는 맨발로 각성 단계를 높이자

'상행성 망상 활성계'ascending reticular activating system란 뇌간부의 중심에 있는 다양한 신경 섬유가 그물망처럼 뻗어나간 부분을 일컫는다. 실험 동물의 상행성 망상 활성계를 파괴하자 동물은 잠든 것 같은 상태에 빠졌다. 바꿔 말하면 '상행성 망상 활성계를 자극하면 깨어난다'는 의미가 된다.

청각과 시각을 강하게 자극하면 상행성 망상 활동계가 작동한다. 한밤중에 구급차나 경찰차 사이렌 소리에 잠에서 깬 기억이 있는가? 깜깜한 방에 갑자기 불을 켜면 자던 아이가 깨기도 한다. 이러한 성질을 살려 아침에 감각을 자극하면 상쾌한 아침을 맞을 수 있다.

집 안에서 슬리퍼를 신고 다니는 사람이 많을 텐데, 잠자리에서 일어났을 때는 일부러라도 맨발로 다니는 편이 좋다. 단순한 방법이지만 두 가지 효과를 얻을 수 있다.

하나는 발바닥이 직접 바닥에 닿으면서 피부 감각이 자극을 받아 상행성 망상 활성계가 활성화된다. 다른 하나는 맨발이 바닥에 닿으면 피부 온도가 내려가 하루주기리듬에 따라 저절로 올라간 심부 체온과 피부 온도의 차이가 더 벌어진다. 피부 온도와 심부 체온의 차이가 줄어들면 잠이 온다는 성질을 반대로 적용한 전략이다.

특히 겨울철 세면대 주위나 부엌의 찬 바닥이 각성 스위치의 역할을 하므로 그동안 일부러 피해 다녔다면 이제라도 꼭 한 번 시험해보기 바란다.

④ 잠에서 깨려면 손을 씻자

아침에 일어나면 세수를 한다. 누구나 당연하게 하는 행동이다. 그런데 살짝 방법을 바꾸기만 해도 각성 스위치가 더 잘 켜진다.

뇌를 깨우려면 먼저 차가운 물로 손을 씻자. 아침에는 심부 체온이 상승하므로 찬물에 손을 담가 심부 체온과 피부 온도의 차이를 조금이라도 더 벌리는 것이 목적이다.

덧붙여 양치질도 찬물로 하는 습관을 들이면 좋다. 찬물이 심부 체온에 미치는 영향은 얼마 되지 않는다 해도 상쾌한 기분과 긴장감을 불러오는 효과를 얻을 수 있기 때문이다.

아침에 욕조에 몸을 담그는 사람도 많지만 아침 입욕은 그다지 추천하지 않는다. '따뜻한 물에 몸을 담가 체온을 올리면 활동 모드로 전환되어 좋지 않을까?'라고 생각할 수도 있지만 체온은 크게 올라갈수록 더 떨어지려는 성질이 있다는 사실을 잊지 말자.

앞에서 이야기한 바와 같이 40℃인 목욕물에 15분 정도 몸을 담그면 심부 체온이 0.5℃ 올라간다. 0.5℃는 꽤 큰 상승이므로 얼마 지나지 않아 평소보다 체온이 더 떨어져 잠이 온다. 따라서 아침에는 입욕보다는 샤워를 하는 편이 좋다.

뇌의 스위치에 불이 들어오도록 샤워를 해 상쾌한 하루를 맞이하자. 마음을 다잡을 수 있어 일터로 향하는 발걸음도 가벼워질 것이다.

⑤ 음식을 꼭꼭 씹어서 수면과 기억을 강화하자

'아침에 눈을 떴더니 배가 고프다'.

이는 양질의 수면을 취했는지 여부를 알 수 있는 척도다. 하지만 장을 움직이기 전에 몸 전체를 깨우는 편이 좋으므로 먼저 아침 햇빛을 쏘이고 샤워를 한 다음 아침밥을 먹도록 하자. 물론 아침마다 시간과 싸움을 벌이는 사람도 많다. 그럴 때는 세수만 하고 햇빛을 쏘이면서 아침밥을 먹는 방법도 있다. 아침밥은 체온을 높이고 하루의 리듬을 정돈해 활동을 시작하기 전에 에너지를 보급하는 역할을 한다.

일본 와세다 대학교의 시바타 시게노부柴田重信 교수 연구팀이 아침밥과 관련된 생쥐 실험으로 다음과 같은 결과를 도출했다. '아침밥을 건너뛰고 저녁밥만 먹은 생쥐'와 '1일 2식을 하면서 저녁밥을 더 많이 먹은 생쥐'는 놀랍게도 금세 비만해졌다. 즉, 아침밥에는 생체 시계를 재설정하는 효과뿐 아니라 비만을 방지하는 효과도 있으니 그야말로 일석이조다.

덧붙여 내 아침밥은 20년간 줄곧 된장국을 곁들인 흰밥과 베이컨에그다. 따끈한 된장국은 몸을 덥혀준다. 수프든 된장국이든 따뜻한 국물 요리는 체온을 높이므로 각성을 위해서라도 아침밥에 곁들여 먹으면 좋다. 베이컨은 바삭해서 꼭꼭 씹다 보면 뇌를 자극하는 듯한 기분이 든다.

'씹는다'는 행위는 매우 중요하다. SCN연구소의 아네가와 에미코姉川絵美子 박사, 사카이 노리아키酒井紀彰 박사가 생쥐를 이용해 '음식물 씹기와 생체리듬 및 수면의 관계'에 관한 실험을 했다. 생쥐를 사육할 때는 보통 고체 사료를 준다. 그러면 생쥐는 신나서 사료를 아작아작 부수어 먹는다. 실험에서는 평소에 먹이는 고체 사료를 준 생쥐와 갈아서 만든 분말 형태의 사료를 준 생쥐의 수면과 행동 패턴을 상세히 조사했다.

비교 결과, 고체 사료를 '씹어 먹는 생쥐'는 밤낮에 따라 수면과 행동 패턴이 달라진다는 사실을 알 수 있었다. 반대로 분말 사료를 '씹지 않고 먹는 생쥐'는 밤낮에 따른 차이가 사라졌다. 활동 시간에도 일어나지 않은 채 다른 생쥐보다 많이 자고 깨어 있는 시간에도 활발하게 움직이지 않았다.

그리고 '사료를 씹지 않고 먹는 생쥐'는 기억력에도 문제가 생겼을 가능성이 있다. 뇌 속의 신경세포는 몇 천억 개에 달하는데, 예전에는 성인이 되면 그때부터 신경세포가 계속해서 줄어든다고 알려져 있었다. 그런데 실제로는 성인이 되어도 뇌에서 새로운 신경세포가 생성되는 '신경 발생'neurogenesis이라는 현상이 일어나며, 운동으로 이를 더욱 강화할 수 있다.

여기에서 '성인도 꼭꼭 씹어서 기억력을 되살리자'라는 말이 나오게 되었으며 '사료를 씹어 먹는 생쥐'도 기억을 담당하는 해마에서 신경 발생이 일어난다는 사실을 확인할 수 있었다. 반대로 '사료를 씹지 않고 먹는 생쥐'의 해마에서는 신경세포의 재생이 눈에 띄게 줄어들었다. 게다가 '사료를 씹지 않고 먹는 생쥐'는 '사료를 씹어 먹는 생쥐'보다 점점 더 살쪘다. 생쥐가 생활습관병에 걸린 것이다.

이것은 커다란 발견이었다. 씹는 힘과 기억력이 관련 있다는 이야기는 흔히 들어왔지만 씹는 행위가 수면과 행동 패턴에 영향을 미친다는 보고는 처음이었다. 이 연구 결과의 일부는 일본 언론에서도 다루어졌다.

'씹는다'는 행위를 할 때 지령을 보내는 사령탑은 뇌다. 그런데 무언가를 씹으면 자극이 삼차신경trigeminal nerve을 통해 뇌로 전달된다. 따라서 꼭꼭 씹으면 리듬에 맞춰 강약 있는 하루를 보내는 데 도움이 된다. 잘 씹지 않고 먹으면 각성과 수면 패턴에 차이가 사라지고 기억력도 나빠지며 비만해지기까지 한다니 좋을 것이 하나도 없다.

그만큼 씹는 행위와 수면은 깊은 관련이 있으므로 꼭꼭 씹어 먹는 습관을 들이자.

⑥ 땀은 되도록 많이 흘리지 말자

아침 조깅은 이제 세계인의 습관으로 자리 잡았다. 평소 미국에서 지낼 때든 일본에 잠시 머물 때든 달리는 사람을 보지 못한 날이 없다.

달리려면 밤보다는 아침이 좋다. 달리거나 운동을 하면 교감신경이 우세해지므로 아침에 달리기를 하면 활동 모드로 전환이 이루어지기 때문이다.

하지만 피로할 정도로 운동하면 중요한 업무에서 능률이 떨어지고 너무 격렬하게 운동하면 근육통과 관절통이 생겨 몸과 세포가 다칠 수 있다.

무엇보다 큰 문제는 체온이 지나치게 올라간다는 점이다. 운동하면 체온이 올라가 활동 모드로 전환되는 점은 좋지만 체온이 지나치게 오르면 땀이 나면서 열 발산이 일어나 체온이 원래보다 더 낮아진다. 우리는 이것이 졸음을 예고하는 신호라는 사실을 이미 배웠다. 아침에 따뜻한 물에 몸을 담갔을 때와 같은 상황이 벌어지는 것이다.

밤에 푹 자고 아침에 개운하게 일어나 모처럼 체온의 리듬을 맞추

었는데 격렬한 조깅으로 노력을 허사로 만들어서는 안 된다. 무엇이
든 적당해야 좋다. 건강을 생각한다면 달리기보다 빠르게 걷기를 추
천한다. 적어도 땀범벅이 되는 운동만은 피하자.

⑦ 커피를 마시려면 테이크아웃으로

직장인은 커피를 하루에 평균 몇 잔 정도 마실까? 조금 많아 보일지
도 모르겠지만 다섯 잔 정도 마시는 사람도 있지 않을까 싶다.

2015년 유럽식품안전청European Food Safety Authority, EFSA에서 정한 카페인
일일 섭취 권장량에 따르면 성인은 하루에 약 400밀리그램까지는 안
전하다고 하므로 커피 다섯 잔은 허용 범위 안에 들어간다.

오히려 적당량의 커피를 섭취하면 몸에도 좋다고 하는데, 실제로
건강한 성인의 제2형 당뇨병, 간암, 자궁내막암의 위험을 낮춘다는
연구 결과도 보고되었다. 그러나 카페인이 수면에 어떤 영향을 미치
는지는 알아두어야 한다.

혈중 카페인 농도를 절반으로 줄이려면 약 4시간이 걸린다. 보고
에 따르면 취침 1시간 전과 3시간 전에 커피를 한 잔씩 마시면 잠드
는 데 걸리는 시간이 10분 정도 지연되고 수면 시간은 30분 정도 줄
어든다고 한다.

특히 고령자는 얕은 잠을 자고 간에서 카페인을 대사하는 기능도
저하된 상태이므로 카페인의 영향을 쉽게 받는다. 그러므로 늦은 밤

에 커피를 마시고 싶다면 카페인이 들어 있지 않은 디카페인 커피를 추천한다. 평소에 커피를 많이 마시는 사람이라면 저녁 즈음에는 디카페인 커피로 바꾸는 것도 방법이다.

나는 커피를 오전 6, 8, 10시쯤에 한 잔씩 마시고 오후에는 2시쯤 한 잔 더 마신다. 밤에 회식이 있는 날은 식사 후에 커피를 마시기도 하는데, 집에서는 밤에 커피를 마시지 않는다.

낮 동안 일의 능률을 올리고 각성 스위치에 불을 켜자는 의미에서 직장인에게는 테이크아웃 커피를 추천한다. 카페인은 기초대사량을 높이고 신체를 각성 모드로 전환하는 힘이 있다. 더욱이 다른 자극과 함께 사용하면 상승효과를 기대할 수 있으므로 '대화'라는 감각 자극을 더하려는 전략이다.

조용히 커피를 타서 책상에서 마시면 카페인으로만 자극받고 끝난다. 출근 전에 카페에 들러 소리 내어 주문하면 대화 자극이 더해지고 테이크아웃하는 김에 직장 동료와 잡담을 나눈다면 추가로 상승효과가 나타나 각성 스위치에 불이 반짝 들어온다. 커피를 대화의 도구로 활용하자. 카페인은 졸음이나 피로, 각성 시간에 따라 쌓이는 수면 압력에도 대항하는 힘이 있으므로 점심 식사를 마친 뒤나 오후에도 효과를 발휘한다.

⑧ 중요한 일은 오전에 하자

나는 아침 6시에 사무실에 가서 혼자 업무를 시작한다. 적어도 9시까지는 전화가 울리는 일도 없고 약속도 잡지 않고 찾아오는 사람도 없으니 업무에 집중할 수 있다. 의사 결정이 필요한 중요한 일이나 복잡한 일은 전날 밤에 이미 마음을 정했다 해도 하룻밤 두고 충분히 잠을 잔 다음 아침에 다시 한 번 고민한다. 간혹 밤에 정신없는 상태에서 답을 하거나 지시를 내리고는 후회한 적이 있기 때문이다.

마찬가지로 중요한 논의도 가능하면 오전에 하는 편을 선호한다. 논문을 쓸 때도 글의 첫머리를 정하거나 논리 구축이 필요한 서두의 중요한 작업은 아침에 한다. 머리를 써야 하는 일, 중요한 일은 가능하면 오전 중에 집중해서 처리하는 것이 현명하다. 점심시간 이후에는 서서히 간단한 업무로 옮겨간다. 수면을 고려해서 조금씩 뇌의 긴장을 풀어주기 위해서다.

가벼운 미팅은 기분전환이 되므로 점심 식사 이후로 잡는다. 그리고 논문에 참고문헌을 덧붙이거나 자료 검색 같은 '손이 가지만 그다지 사고력이 필요하지 않은 업무'는 오후에 한다.

언덕길을 천천히 내려가듯 자신의 속도에 맞춰 할 일을 분배하고 패턴화하자.

단순한 사례를 하나 들면, 내 친구는 사소한 일로 뇌를 자극하지 않으려고 저녁에 계산할 일이 있으면 현금이 아닌 카드를 사용한다고 한다. 흔히 지갑에 동전을 쌓아두는 행동을 치매의 징후로 보기도 한다. 그래서 치매를 예방하기 위한 대책으로 계산할 때 잔돈을 적극적으로 사용해 뇌를 자극하는 방법을 추천하지만 자기 전에 되도록 머리를 쓰지 않는 편이 좋다.

즉, 수면을 위해 치매 대책의 반대 노선을 따르는 전략이다. 잠을 잘 자면 뇌도 건강해지니 밤에는 카드를 사용해 가능한 한 머리를 쓰지 않는 방법도 그날 밤 수면에 도움이 될 것이다.

⑨ 저녁을 거르는 생활은 수면에 악영향을 미친다

각성 물질인 오렉신은 뇌의 시상하부라고 불리는 곳에 있는 세포에서 분비된다. 굶으면 오렉신의 분비가 촉진되지만 식사를 하면 오렉신의 활동이 저하되고 각성 수준도 약해진다.

1998년에 미국 텍사스 대학교의 사쿠라이 다케시櫻井武 교수, 야나기사와 마사시柳沢正史 교수 연구팀(현재 일본 쓰쿠바 대학교 국제통합수면의과학연구기구 소속)이 새로운 물질을 발견했고, 동물을 사용한 실험을 통해 '대뇌 뇌실에 해당 물질을 주입하자 음식을 먹기 시작한다'라는 사실을 보고했다. 이는 세계적인 발견이었으며 이러한 섭식 행동에서 오렉신이라는 이름이 유래했다.

누군가는 다이어트를 한다고 저녁을 걸렀으나 잠이 오지 않아서 오히려 밤에 폭식한 경험이 있을 것이다. 또 야근 중에 이상할 정도로 배가 고팠던 적도 있을 것이다.

예전에 스탠퍼드에서 학생을 대상으로 잠을 안 자고 버티는 실험을 했을 때, 학생이 배가 고프다고 불평해 연구자가 밤중에 슈퍼로 간식을 사러 달려간 일화는 지금도 이야깃거리로 입에 오르내린다.

이러한 현상에는 오렉신도 중요한 역할을 담당한다. 오렉신은 식욕을 좌우하는 동시에 각성에도 큰 영향을 미친다. 저녁을 거르면 오렉신이 활발하게 분비되어 식욕이 늘어날 뿐 아니라 정신이 말똥해져 잠을 이루지 못할 가능성이 높다.

동물을 굶기면 먹이를 찾는 탐색 행동exploratory behavior이 두드러지게 나타난다. 그러나 오렉신을 만들어내지 못하는 기면증 생쥐는 먹이를 주지 않아도 탐색 행동을 보이지 않는다. 이러한 결과는 식욕과 수면의 관계를 말해준다.

게다가 오렉신은 교감신경을 우세하게 하고 체온 상승에도 영향을 미친다. 따라서 저녁을 거르면 오렉신이 증가해 식욕이 늘고 잠을 설치는 것만이 문제가 아니다. 자율신경이 흐트러져 온갖 질병에 빈틈을 드러내는 셈이나 마찬가지일 만큼 위험하다. 저녁을 거르면 수면과 건강에 그야말로 '백해무익'한 일뿐이다.

저녁을 먹을 때는 아무리 늦어도 취침 1시간 전에는 먹도록 하자. 튀김 등 소화하는 데 시간이 걸리는 음식은 더욱 여유를 갖고 먹거나 저녁에는 피하는 편이 좋다.

⑩ 잠들기 위해 밤에는 차가운 토마토를 먹자

밤에 푹 자기 위해 저녁에 심부 체온을 낮추는 음식을 먹는 것도 한 가지 방법이다. 많이들 아는 음식으로는 차가운 토마토를 들 수 있다. 몸을 차게 하는 성질을 띤 토마토를 더 차갑게 해서 먹으면 체온이 내려간다. 요리 관련 사이트에 차가운 토마토를 이용한 다양한 조리법이 소개되어 있다. 열대지방에서는 체온을 낮추기 위해 오이 주스를 마신다고 한다.

물론 차가운 토마토를 먹는다고 해서 반드시 푹 잘 수 있다는 말은 아니다. 토마토는 어디까지나 보조 수단이다. 잠들기 위해 체온을 떨어뜨리고 싶다면 입욕이 가장 좋다.

차가운 토마토처럼 수면에 도움이 되는 음식이나 음료는 다양하다. 동양에서는 한약을 쓰고 유럽에서는 쥐오줌풀이나 카모마일로 대표되는 허브가 수백 년 동안 통용되고 있다.

수면을 돕는 효과가 있는지, 진정을 돕는 효과가 있는지, 그 효과는 얼마나 강한지 등 검증되지 않은 부분도 있다. 그러나 효과가 전혀 없다면 사라졌을 텐데 '사람들이 계속 마신다'는 사실 자체가 '어느 정도 효과가 있다'는 하나의 증거다. 단, 효과가 있어도 부작용이 심한 건강보조제는 도태된다.

반대로 갑자기 주목받는 '과학적 근거에 따라 만든 식품' 가운데 검증되지 않은 제품도 많다. 잠을 불러와 생체리듬을 조절하는 멜라토닌은 '무엇이 어떻게 멜라토닌이 되는가'라는 메커니즘이 이미 밝혀졌다. 구체적으로는 트립토판tryptophan이라는 물질에서 세로토닌serotonin이 생성되고 다시 멜라토닌이 만들어지므로 흔히 '트립토판을 함유한 생선, 고기, 콩으로 만든 식품을 먹으면 숙면을 취할 수 있다'고들 말한다. 이들 성분을 함유한 건강보조제도 나와 있다.

그러나 우리는 무엇을 먹을지 고를 수는 있어도 영양분의 사용처를 직접 선택할 수는 없다. 수면을 돕기 위해 먹은 콩 식품이 근육 증강에 쓰일 때도 있고 반대의 경우도 있다. 콜라겐이 피부에 좋다고 해서 '피부 미인을 위한 콜라겐 보조제'를 먹었는데 피부가 아니라 장기의 상처를 낫게 하는 데 쓰일 수도 있다.

이처럼 음식에 들어 있는 영양소의 사용처는 '몸'이 결정한다. 따라서 채소, 고기, 곡류 등 다양한 영양소를 균형 있게 섭취해야 수면에 도움이 된다는 사실을 기억하자. 그러면 보조제나 비타민제에 기대지 않아도 숙면을 취할 수 있다.

⑪ 잠을 황금으로 만들어주는 술을 마시자

진정 효과가 있는 수면제는 대부분 뇌에서 가바GABA라는 물질의 기능을 강화하는 작용을 한다. 아미노산의 일종인 가바는 억제성 신경 전달 물질로 뇌에 널리 분포되어 있다.

깨어 있을 때 활동량이 많은 신경 전달 물질은 몇 종류 있지만 자고 있을 때 활동하는 물질은 얼마 없다. 가바는 그 몇 안 되는 '수면 시에 활동하는' 신경 전달 물질로, 수면제 같은 약물로 가바의 기능을 강화하면 입면과 수면 유지 효과를 기대할 수 있다.

다만 가바는 항불안, 항경련, 근육 이완 등에도 관여하므로 수면제를 복용하면 의식이 몽롱해지기도 한다. 또 힘이 빠지거나 비틀거리다가 넘어져 골절상을 입을 수도 있다. 이것이 가바 계열 수면제의 부작용이다.

가바의 기능을 강화하는 수면제 가운데 오래전에 널리 쓰이던 '바르비튜레이트'barbiturate라는 약물이 있다. 원래는 마취제로 쓰였으며 호흡을 억제하는 작용을 해 한때는 자살에 이용되기도 했다. 일본의 소설가인 아쿠타가와 류노스케芥川龍之介가 35세에 수면제를 대량으로 복용하고 자살한 일은 유명하다.

술도 가바에 영향을 미쳐서 바르비튜레이트와 매우 비슷한 역할을 한다. 술을 마시면 졸음이 오고 긴장이 풀어지지만 많이 마시면 역시 호흡이 억제된다. 술은 수면제만큼이나 강력하고 어떻게 마시느냐에 따라 위험이 따라올 수도 있다는 사실을 인지해야 한다.

적당량을 초과한 알코올은 렘수면을 저해하고 깊은 논렘수면의 출현도 막는다. 맥주를 마시면 수분을 대량 섭취할 뿐 아니라 알코올 자체도 이뇨 작용을 하므로 밤중에 화장실에 가고 싶어서 눈이 떠지고 결국 깊이 잠들지 못한다. 그 후 탈수 증상까지 찾아오면 역시 수면의 질은 떨어진다.

결국 술을 너무 많이 마시면 황금시간 90분은 바랄 수도 없고 수면의 질은 나빠지며 다음 날 찌뿌둥한 아침을 맞게 된다. 게다가 숙취까지 있으면 다음 날 일의 능률에도 악영향을 미친다.

수면의 질을 위해서라도 술은 조금만 마시자. 알코올은 수면 유도제와 유사한 작용을 하므로 소량 섭취하면 수면에 도움이 되고 수면의 질도 떨어지지 않는다. 여기서 말하는 양은 알코올 도수를 고려해야 하는데 체중에 따라 차이가 있지만 일본 술로 환산하면 1~1.5홉(일본 술은 보통 14~16도이고 1홉은 약 180밀리리터다 — 옮긴이)에 해당한다.

1홉 정도를 취침 100분 전에 마시면 수면에 도움이 되고 다음 날 컨디션에도 지장을 주지 않는다는 보고가 있다. 2~3홉을 마시면 알코올이 분해되는 데 보통 3시간이 걸리므로 잠자리에 들기 2~3시간 전에 잔을 내려놓는 편이 좋다.

자기 전에 안주 없이 술만 한 모금 마시는 정도라면 앞서 이야기한 오페라 가수처럼 자기 직전이라도 괜찮다. 가바를 강화하는 작용은 단시간에 나타나므로 자기 전에 수면유도제를 복용하는 방법과 비슷하기 때문이다.

시차증후군, 이제 걱정하지 말자!

나는 학회에 참석하거나 일본으로 잠시 귀국하기 위해 한 해에 수차례 해외 출장을 떠난다.

시차증후군은 인류가 비행기로 여행을 하게 되면서 처음 나타난 현상으로, 체온을 비롯한 '생체리듬'과 낮과 밤이라는 '지구의 리듬'이 서로 보조를 맞추지 못하는 상태를 말한다.

앞서 말한 것처럼 1시간 차이에 적응하려면 약 하루가 필요하다. 즉, 시차가 7시간이라면 다시 맞추는 데 7일이 걸린다. 체온과 일의 능률은 비례하므로 시차증후군이 발생하면 아무래도 업무의 질은 떨어진다. 게다가 시차 때문에 자야 할 시간에 체온이 높은 상태가 유지되면 쉽게 잠들지 못한다.

2011년에 스탠퍼드 소속 연구팀이 '빛이 생체리듬에 미치는 영향'에 관한 연구를 발표했다. 자고 있는 연구대상자에게 당사자가 알아채지 못할 정도로 매우 짧게 빛을 쏘자 생체리듬이 크게 불안해졌다. 이 빛이 바로 청색광과 멜라토닌을 다룰 때 언급한 470나노미터의 빛이다.

현재 빛의 세기와 빛을 쏘는 타이밍에 대해서는 한창 정밀한 연구가 진행 중이다. 만약 공표된다면 시차증후군 연구에도 응용할 수 있을 것이다. 계절정동장애seasonal affective disorder라 불리는 북유럽의 우울증 치료에도 도움을 줄 것으로 기대한다.

2013년에는 교토 대학교 오카무라 히토시岡村均 교수 연구팀이 유전자를 조작해 시차증후군이 발생하지 않는 생쥐를 만드는 데 성공했다.

생체 시계를 조절하는 시신경교차상핵suprachiasmatic nucleus, SCN이라고 불리는 부분에는 아르기닌 바소프레신arginine vasopressin, AVP이라는 물질이 다량 포함되어 있다. 교토 대학교는 이 물질의 작용을 방해하면 명암 환경이 바뀌었을 때 나타나는 생쥐의 행동 리듬 변화가 완전히 사라진다는 사실을 발견한 연구 결과를 《사이언스》에 발표했다. 이 연구 결과는 앞으로 시차증후군 특효약 개발에 기여할 것으로 기대하고 있다.

현시점에서 적용할 수 있는 시차증후군에 시달리지 않는 방법은 비행기에 타고 있는 동안에는 물론이고 출발 전부터 현지 시간에 맞춰 행동하는 것이다. 특히 출발 직전에 식사를 할지 말지 현지 시간에 맞춰서 정하면 꽤 효과를 볼 수 있다. 출발지가 저녁 식사 시간이어도 목적지가 식사 시간이 아니라면 먹지 않는 전략이다(반대인 경우도 마찬가지다).

퍼스트 클래스나 비즈니스 클래스라면 항공사에서 운영하는 라운지에서 음료와 간단한 음식을 먹을 수 있다. 해외 출장이 잦은 비즈니스맨을 살펴보면 라운지에서 가볍게 먹고 기내식은 생략하는 사람이 많다. 혹은 직접 정한 식사 시간에 맞춰서 기내식이 나오도록 승

무원에게 요청하는 사람도 있다. 현지 시간을 고려하지 않고 너무 많이 먹거나 술을 마시면 손해가 더 크다.

이렇게 말하는 나도 우연히 퍼스트 클래스로 좌석이 업그레이드되어 기쁜 마음에 과식해 컨디션을 망가뜨린 부끄러운 경험이 있다. 물론 사적인 여행이라면 식사와 술을 즐기는 것도 괜찮다. 하지만 처리할 업무가 기다리는 해외 출장이라면 시차증후군을 막기 위해서라도 출발 당일에는 되도록 현지 시간에 맞춰 행동하자. 식사는 특히 오렉신과 관련이 있으므로 기내식을 먹지 않는 것도 고려해보기 바란다.

수면에 얽힌 시급하고 중대한 고민, 졸음

지금까지 우리 인생에 깊은 영향을 미치는 '수면'의 실태를 파악하고 최고의 수면으로 가는 길을 열어줄 '90분'이 무엇인지 살펴보았다. 그리고 90분 동안 숙면을 도와줄 '체온'과 '뇌'의 스위치 조작법, 낮동안 각성 스위치를 켜는 방법도 살펴보았다. 이제 여러분의 수면은 최고조에 달했으며 낮에도 지금까지 느껴본 적 없는 컨디션을 경험할수 있을 것이다. 지금까지 설명한 내용을 요약하면 다음과 같다.

- 수면은 '양'보다는 '질'에 달려 있다.
- 맨 처음 90분으로 승부가 갈린다.
- 체온과 뇌의 스위치를 조절하면 황금시간 90분 동안 더 깊이 잘

수 있다.

- 깨어 있는 시간에도 우리는 잠과 긴밀하게 연결되어 있다.

하지만 우리가 겪는 수면에 관한 고민 중 가장 급박하게 해결해야 할 문제는 무엇일까? 잠을 설친다? 잘 일어나지 못한다? 아니면 악몽만 꾼다? 고개를 끄덕이는 사람도 있겠지만 다르게 생각하는 사람도 있을 것이다.

사실 대다수 사람의 눈앞에 닥친 문제는 졸음이다. 낮 졸림을 호소하며 깨어 있을 때 몰려오는 졸음이라는 문제에 크게 공감하는 사람도 많지 않을까 싶다.

이 책에서 전하는 지식과 노하우를 익힌다면 분명 수면의 질은 높아지고 갑작스럽게 몰려오는 졸음도 줄어든다. 그러나 우리에게는 '내일 닥쳐올 졸음'이 문제이기에 수면의 질을 높이기 전에 '당장 어떻게든 졸음을 해결하고 싶다'는 마음이 솔직한 심정 아닐까.

다른 수면 관련 책에서는 보통 졸음을 쫓는 방법으로 '낮잠'을 제시한다. 그러나 낮잠이 해결책이라는 사실을 안다고 해도 대부분은 현실적으로 시도할 수 없는 환경에 놓여 있다. 만약 중요한 회의 도중에 잠이 쏟아진다면 여러분은 어떻게 하겠는가. 어떻게 하면 낮잠을 자지 않고 내일 닥쳐올 졸음에 대항할 수 있을까? 잠을 둘러보는 여행의 종착지에서는 졸음을 과학적으로 살펴보고자 한다.

각성 전략⑥에서 적었듯이 우리는 체온의 급상승을 피해 낮 동안 수면 스위치가 켜지지 않도록 막는 방법을 이미 배웠다. 그럼 마지막으로 아무리 회의가 지루해도 마지막까지 의식을 놓지 않도록 도와주는 '졸음을 쫓아내는 즉효 약'을 구하러 떠나보자.

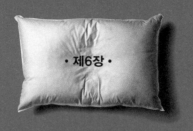

· 제6장 ·

졸음과 싸워
이기는 기술

수면은 침묵의 동반자다.
문제가 있으면 내일 생각하라.

_그라시안

졸음은
우리의 적인가 아군인가

왜 밤이 아닌데도 졸릴까

잠을 둘러보는 여행의 마무리로 일상생활을 괴롭게 하는 졸음에 대해 살펴보자. 졸음의 정체는 무엇이고 졸음을 어떻게 해소하느냐 하는 문제는 내 전문 분야인 기면증의 커다란 연구 주제이기도 하다. 그래서 연구로 얻은 지식을 공유하고 실천할 만한 행동 지침도 함께 제시하고자 한다.

인간은 16시간 연속해서 깨어 있을 수 있다고 하는데 졸음은 엄밀히 말하면 '장시간 제대로 된 각성을 유지할 수 없는 상태'를 가리킨다. 기면증 환자는 졸음이 수시로 밀려오고 수면잠복기도 1~2분으로 매우 짧다. 그렇기에 하루 종일 졸리고 잠드는 데 걸리는 시간도 짧아서 금세 잠에 빠지는 것처럼 보인다. 기면증일 때 나타나는 졸음은 낮잠을 잠깐 자면 잠기운이 일시적으로 사라진다는 특징이 있다. 하지만 각성이 오래 지속되지 않고 2시간 정도 지나면 다시 참을 수 없는 졸음이 덮쳐온다.

건강한 사람은 극단적으로 수면이 부족한 상태가 아니라면 하루 내내 졸리지도 않고 잠드는 데도 다소 시간이 걸린다. 앞서 이야기한 스탠퍼드의 '90분 하루' 실험에서는 기면증 환자와 건강한 사람을 비교했다. 그러자 건강한 사람이라도 하루 중 오후 2시경에 강한 졸음을 느낀다는 결과가 나왔다. 이처럼 오후에 꾸벅꾸벅 졸음이 밀려오는 현상을 '오후 슬럼프'afternoon dip라고 부른다.

오후 슬럼프의 원인은 크게 두 가지다. 하나는 수면 부채로 인해 수면 압력이 증가하기 때문이고, 다른 하나는 하루주기리듬이나 90~120분 단위로 온다는 '하루이내리듬' 같은 생체 시계로 인한 문제 때문이다.

무엇의 영향을 받았든지 간에 졸음이 문제가 되는 이유는 크게 나누면 아래의 세 가지로 볼 수 있다.

- 아침에 일어나도 잠기운이 가시지 않는다.
- 점심 식사 후 졸음에 습격당하는 '오후 슬럼프'에 빠진다.

- 낮 시간, 특히 지루한 회의 시간에 매번 졸음이 찾아온다.

어쨌든 원리를 알아야 졸음에 대처하는 방법도 수긍할 수 있고 실천하기도 쉬우므로 먼저 순서대로 원인을 찾아보자.

아침에 일어나기 힘든 이유는?

간신히 눈을 뜨고 일어나기는 했지만 좀처럼 잠기운이 가시질 않는다. 출근까지 빠듯한 시간 내에 아침 햇빛을 쏘이고 샤워를 한 다음 아침밥도 먹어야 하는데, 졸려서 그만 햇살을 받으며 멍하니 있게 된다. 이러한 하루의 시작에는 어떤 내막이 숨어 있을까?

우선 수면 부채의 원인인 만성적인 수면 부족을 들 수 있다. 지나치게 수면이 부족하면 웬만큼 자지 않고는 부채를 갚을 수 없다. 게다가 이런 상태에서는 잠깐씩 낮잠을 자도 잘 회복되지 않는다.

최근 낮잠의 효과가 자주 언급되는데, 확실히 기면증 환자는 낮에 깜빡 자면 일시적으로 졸음이 해소되지만 수면 부채로 인한 졸음은 짧은 낮잠으로 해소하기 어렵다.

만약 아침에 일어나자마자 졸린 현상이 며칠씩 계속되는데도 수면 부족을 자각하지 못한다면 수면무호흡증후군을 의심해보자. 자는 동안 무호흡이 발생해 뇌가 각성 반응을 보인다 해도 매번 완전하게 잠이 깨지는 않으므로 무호흡을 자각하지 못하는 경우가 많다.

수면 패턴이 흐트러지면 아침에 일어나기 힘들고 이어지는 활동도 제대로 준비할 수 없다.

과도한 음주나 만성적 수면 부족은 수면 패턴을 더 혼란하게 하므로 새벽녘이 되어도 '긴 렘수면'이 잘 나타나지 않는다. 그렇다 보니 논렘수면일 때 억지로 잠에서 깰 가능성이 높아져 개운한 아침을 맞이하기도 어렵다.

생활 리듬의 혼란은 고스란히 수면 리듬의 혼란으로 이어진다. 그러면 황금시간 90분은 간단히 무너지고 활동 준비도 제대로 이루어지지 않는다. 게다가 첫 번째 논렘수면이 수면 압력의 해소라는 중요한 역할을 제대로 완수해내지 못하므로 아침이 다가와도 잠기운이 남고 만다. 그래서 잠이 깨도 머리가 멍하다. 이처럼 뇌가 잠기운에서 벗어나지 못하는 현상을 '수면 관성'sleep inertia이라고 한다.

지금까지 이 책에서 얻은 지식을 바탕으로 어떻게 수면의 시작 단계를 지킬 수 있을지 고민해보자. 그와 동시에 4장에서 배운 대로 알람에 여백을 설정해 렘수면이 나타나는 시점에 잘 맞춰 일어나자.

점심을 먹든 안 먹든 졸리다?

'오후 슬럼프는 수면 부채와 하루주기리듬의 영향을 많이 받는다'고 말하면 고개를 갸웃하는 사람도 있을 것이다. 으레 "점심을 먹어서 그런 거 아니에요?"라는 반론이 따라온다. 하지만 '점심은 오후 2시쯤 발생하는 수면잠복기의 단축(졸음의 습격)과는 관계없다'라는 스탠퍼드의 실험 결과에서도 알 수 있듯이 점심 식사가 오후의 졸음을 몰고 온다는 생물학적 근거는 없다.

그동안 오후 슬럼프에 대처하기 위해 다양한 시도가 이루어졌다. 그중에서도 아침에 평소보다 1~2시간 더 자는 늦잠법이 효과를 보였다. 늦잠을 자자 오후 슬럼프가 조금 약해진 것이다. 하지만 늦게 자고 늦게 일어나는 방법은 추천하지 않는다. 평소보다 늦게 일어났더니 오후에 덜 졸렸다는 말은 만성적으로 수면 부족 상태였다는 사실을 반증할 뿐이다. 애초에 수면 부족 자체가 오후의 졸음을 강화하므로 늦잠법은 그날의 임시방편일 뿐 근본 해결책이 될 수 없다. 언젠가는 반드시 대가를 치러야 한다.

그러나 우리가 대부분 '점심을 먹고 나면 졸리다'라고 느끼는 것도 사실이다. 도대체 이유가 무엇일까?

식사 후에는 소화를 위해 장으로 갈 혈류가 늘어나서 뇌로 갈 혈류가 줄어든다는 이야기를 많이 들어보았을 것이다. 그러나 어떤 상황에서든 뇌로 갈 혈류는 1순위로 확보된다. 따라서 점심을 먹고 나서 졸린 이유는 혈류 문제 때문이 아니다. 내 견해를 말하자면, 점심 식사 후 졸음을 느끼는 이유는 포만감 때문에 의욕이 저하되고 무언가를 할 마음이 들지 않기 때문이다.

엄밀히 말하면 점심 식사 후에 찾아오는 것은 '졸음과는 다른 권태감'이라고나 할까. 졸음과 권태감을 구별하기는 쉽지 않지만 적어도 '아침을 먹고 나면 졸리다'라는 것은 들어본 적도 경험해본 적도 없다.

오후 2시경에 발생하는 나른한 기운과 점심 식사는 관계가 없다. 그리고 나른함은 졸음과도 다르다. 그렇지만 실제로 문제가 일어나고 있다면 대처할 필요가 있다.

나는 점심 식사를 되도록 가볍게 먹으려고 노력한다. 식사를 너무 무겁게 하면 혈당치에도 영향을 미치고 심하면 오렉신 같은 각성 물질의 활동을 방해한다. 나는 일할 때 점심을 거르는 습관이 있는데 이러는 편이 체질에 맞는 것 같다. 현대사회에서 인류는 포식동물은 아니지만 공복 시에는 오렉신의 분비가 늘어나 각성 수준이 올라간다.

가끔 손님이 찾아오면 스탠퍼드 교직원용 라운지에서 점심을 먹는다. 종류가 다양하고 뷔페식이라 음식도 빨리 나와서 방문객은 좋아하지만 나는 반으로 자른 샌드위치만 먹는다. 처음 미국에 왔을 때는 나도 신이 나서 이것저것 먹었으나 오후에 머리가 멍해지고 일을 제대로 할 수 없어서 현재 스타일로 정착했다.

당연하다는 듯이 절반 크기의 샌드위치가 마련되어 있는 이유는 건강한 삶을 추구하는 사회 분위기도 영향을 미쳤겠지만 아마도 스탠퍼드 내에 점심을 가볍게 먹고 싶어 하는 직원이 많아서가 아닐까? 내가 보기에는 '이게 절반이라고?' 싶을 때도 많지만 미국인의 보통 식사량을 기준으로 생각하면 틀림없이 자제하고 있다.

점심은 부담스러운 음식을 피하고 가볍게 먹으면 오후의 권태감을 줄이는 데 도움이 된다. 그리고 5장에서 이야기했듯 식사할 때는 의식해서 꼭꼭 씹어 먹는 것이 좋다.

지루한 회의 시간에 덮쳐오는 잠 귀신의 정체

지금까지 이야기한 방법만으로 졸음을 막기에는 부족하다. 점심을 먹든 안 먹든 오후 슬럼프의 영향으로 오후 2시쯤 되면 거의 매일 졸음이 몰려오기 때문이다. 심지어 오후 2시 이후의 시간대에도 졸음을 느낄 때가 많다.

거의 모든 사람이 다음 예시처럼 자면 안 될 때 졸음을 느낀 적이 있을 것이다.

- 강의 시간 중 책상에 엎드려 잠들어버렸다.
- 긴 회의 도중에 꾸벅꾸벅 졸고 말았다.
- 단순하게 반복되는 업무를 처리하다가 정신을 차려보니 서류에 침이 흘러 있었다.

오후 슬럼프를 떠나서 애초에 졸음이 찾아오는 이유는 무엇일까?

지금까지 살펴본 바와 같이 체온이나 실내 온도 변화로 갑자기 졸음이 덮쳐오기도 하지만 수면의 양이 충분하지 않거나 질이 나빠서

일 수도 있다. 따라서 기본적으로 '맨 처음 90분' 동안 수면의 질을 높이면 졸음과 맞닥뜨릴 기회도 줄어든다. 다만 마음먹는다고 당장 내일부터 최고의 수면을 취할 수 있는 것은 아니다.

여기서부터는 눈앞에 닥친 졸음에 어떻게 맞서면 좋을지, 스탠퍼드식 '안티 슬리핑' 기술을 이야기하겠다. 아무쪼록 내일 점심 즈음 떠올려 실천해보자. 순식간에 졸음이 사라지고 가뿐한 세계가 여러분 곁으로 돌아올 것이다.

스탠퍼드식
'안티 슬리핑' 기술

미국인이 회의 시간에 졸지 않는 이유

'회의 시간에 잠이 쏟아진다'.

　많은 직장인이 하는 고민이지만 특히 일본의 회의실에는 미국에서보다 고개를 숙이고 있는 사람이 많아 보인다. 인종에 따라 졸음에 차이가 난다는 증거는 없으며 만약 실제로 그렇다고 해도 위도 차이에 따른 일조 시간과 평균 기온 등을 엄밀하게 검증해야만 한다. 애초에 같은 미국인이라도 백인, 흑인, 라틴계, 아시아계 등 인종은 다양하다. 미국 서해안 지역에는 특히 아시아계가 많지만 그들이 회의 중에 꾸벅꾸벅 조는 일은 거의 없다.

회의 중에 조는 이유는 생리적인 문제가 아니라 대부분 회의 운영 방식에 따른 문제다. 일본에서 진행되는 회의는 기본적으로 시간이 길고 참가자를 엄선하지 않는 편이라 얼굴이나 비추고 오자는 마음으로 앉아 있는 사람도 적지 않다. 또 회의 진행 방식도 정형화되어 있어서 누가 서두에 설명하고 그것에 관해 누가 언제 어떤 의견을 내놓을지 암묵적으로 정해놓은 듯한 느낌이 든다.

나는 일본에서 세미나를 할 때 마지막에 질의응답 시간을 넣는데 좀처럼 아무도 맨 처음에 질문하려 들지 않는다. 침묵이 이어지면 결국 좌장이나 그 대학의 교수가 "○○ 씨, 혹시 질문 있나요?"라고 슬쩍 질문자를 지명한다. 미국에서는 절대 있을 수 없는 일이다.

미국은 회의 시간이 짧다. 30분에서 1시간 정도로 종료 시간을 미리 정하고 안건 토론이 끝나면 그 시점에 회의를 종료한다. 종료 시간이 정해져 있으므로 참가자는 대부분 다음 일정을 미리 잡아둔다.

회의에는 꼭 필요한 사람만 최소한으로 부른다. 그리고 참가자는 반드시 자발적으로 발언한다. 질의응답 시간이 아니라 궁금한 사항이 있으면 언제든 질문하고 의견도 제시한다. 특히 내가 있는 미국 서해안 지역에서는 가벼운 마음으로 일단 의견을 말하고 보는 사람이 많다. 의견을 말하지 않으면 나중에 불평할 자격이 없다는 분위기다.

이것은 미국에 '발언하지 않는 사람은 그 자리에 없는 것과 마찬가지'라는 문화가 있기 때문이다. 초등학생이라도 입을 다물고 있으면 수업에 출석하지 않은 것으로 간주한다. 침묵 또한 가치가 없으므로 회의나 수업 중에 자는 일은 절대 있을 수 없다.

앞에서도 말했지만 대화는 강력한 각성 스위치다. 따라서 적극적으로 발언하면 졸음은 느낄 새도 없이 지나간다. 미국은 학회에서도 '잘은 모르겠지만'이라거나 '제가 흘려들었는지도 모르겠지만'이라고 질문을 시작하는 사람도 있고, 나 역시 그렇다.

'모르겠다'라는 발언은 내용 전체를 이해하고 싶어서 혹은 더 깊이 이해하고 싶어서 하는 말이므로 절대 부끄러워할 일이 아니다. 오히려 모르면서 아는 척하는 편이 부끄럽다. 전문 분야가 아니면 요점에서 벗어난 질문을 할 때도 있지만 그 역시 모두가 당연한 일로 인식하므로 발언하기를 주저하지 않는다.

이 책에서 노하우와 이론적 근거를 함께 이야기하는 이유는 지식이 곧 힘이기 때문이다. 올바른 지식을 알면 외부에서 들려오는 잘못된 정보를 거를 수 있고 스스로 노하우를 만들어 시대 변화에 맞게 바꿔나갈 수 있다.

회의에서는 질문하자. 사소한 내용이라도 좋으니 발언하자. 궁금증은 그 자리에서 해결하자. 이렇게 강하게 마음먹으면 졸음도 조금씩 사라질 것이다.

각성 신경세포를 최대한 이용하자

각성에 관여하는 신경세포는 여러 종류이며 서로 기능을 분담하고 있다. 신경세포를 이용해 졸음을 물리치는 방법을 꼭 기억해두자.

신경세포는 신경 전달 물질을 분비하는데, 깨어 있을 때 활발하게 활동하는 신경 전달 물질로는 노르에피네프린norepinephrine, 세로토닌, 히스타민이 있다. 오렉신도 각성과 관련 있다. 특히 가장 마지막에 발견된 오렉신은 우두머리 격인 존재로 각성에 관여하는 다른 물질을 지배한다.

도파민에 관해서는 의견이 갈리지만 지진이 발생했을 때 벌떡 일어나거나 화재 현장에서 괴력을 발휘하는 등 비상사태에 대비한 각성에 관여하는 것으로 보인다.

각성 관련 신경세포가 여러 개인 이유는 깨어 있을 때 다양한 생리 현상이 발생하기 때문으로 흔히 아는 긴장, 집중, 주의 등도 각성을 보여주는 중요한 행동 상태다.

한편 논렘수면 시에는 뇌 전체의 활동량이 저하되고 역할도 2장에서 나열한 다섯 가지로 줄어든다. 한마디로 수동적이고 깨지기 쉬운 상태다. 그래서 논렘수면 시에 활동하는 신경세포는 한정되어 있고 거의 시상 하부에 모여 있다. 즉, 각성을 다시 불러오려면 논렘수면일 때보다 훨씬 많고 제각각 역할을 분담하고 있는 각각의 신경세포를 자극해 각성 스위치를 켜야만 한다.

꼭꼭 씹을수록 잠이 깬다

업무 중에 각성 스위치를 켜는 방법은 여러 가지가 있다. 대표적인 예가 '껌 씹기'다.

5장에서 '사료를 씹지 않고 먹는 잠이 많은 생쥐' 이야기를 했는데, 음식물을 씹으면 뇌 활동이 활발해진다는 것을 이용하자. 기분 전환과 각성에 도움이 되는 민트나 카페인 성분이 든 껌을 꼭꼭 씹으면 '각성 성분이 일으키는 자극'과 '씹는 자극'을 동시에 느낄 수 있다.

'졸릴 때는 커피'라는 공식도 누구나 아는 각성 스위치다. 카페인이 각성에 도움을 준다는 사실은 이미 이야기했다. 그리고 브랜드에 따라 차이는 있지만 보통 에너지 드링크에도 카페인이 들어 있다.

카페인이라고 하면 커피가 가장 먼저 떠오르지만 사실 녹차와 홍차도 카페인을 함유하고 있으며 특히 가루녹차는 카페인 함량이 높다. 물론 카카오 콩으로 만든 초콜릿과 코코아에도 카페인이 들어 있다.

이처럼 카페인은 세계에서 가장 많이 소비하는 각성 물질이다.

차가운 물건을 쥐면 졸음이 달아난다?

그렇다면 '뜨거운 커피'와 '차가운 커피' 중에서 어느 쪽이 더 각성에 효과가 있을까?

뜨거운 커피나 된장국처럼 따뜻한 것을 마시면 체온이 살짝 올라가 각성 수준도 높아진다. 그러므로 차가운 음료보다는 미지근하거나 따뜻한 음료를 마시는 편이 각성에 도움이 된다.

심부 체온과 피부 온도의 차이가 벌어지면 덜 졸린다는 사실과 관련해 '차가운 캔 커피를 쥐면 손이 차가워져서 졸음이 달아날까?'라는 질문을 받은 적이 있다. 이론적으로는 성립하지만 유감스럽게도 전혀 근거 없는 이야기이며 손에 쥐는 행동을 의식해 뇌가 일시적으로 반응할 수는 있겠지만 직접 각성에 미치는 영향력은 미미하다. 다만 효과를 보았다는 사람도 있으므로 약 5분 동안 쥐고 있으면 각성 수준이 올라갈 가능성도 있다.

사실 이러한 방법을 응용한 체온 조절 연구에는 다양한 가능성이 열려 있다. 체온 조절을 전문으로 하는 스탠퍼드 생물학 교수인 크레이그 헬러Craig Heller는 손의 혈관을 확장해 효율적으로 몸을 식히거나 따뜻하게 해주는 장치를 개발했다. 스포츠 분야에서는 몸을 식히면 피로가 풀리고 운동 능력이 향상된다는 효과를 인정한다.

실제로 헬러 교수가 개발한 장치를 착용한 권투 선수는 '피로를 느낄 수 없어 훈련의 효과가 올라갔다'고 답했다. 그리고 장치를 착용한 학생에게 턱걸이를 시켰더니 평소보다 많이 해냈고 근육 단련 효과도 크게 나타났다고 한다. 미식축구 팀 가운데는 이미 해당 기술을 응용한 곳도 있다. 야구 선수의 실력 향상에도 도움이 될 것으로 기대하며 특히 도쿄돔처럼 실내 온도가 높은 곳에서 큰 효과를 발휘할 것으로 보인다.

체온 조절로 팔꿈치 아래 혈관을 확장하기만 해도 훈련 효과가 높아지고 체력도 보존할 수 있으므로 스포츠 경기의 비밀 병기가 될 듯한 예감이 든다. 또한 열사병 환자의 치료에도 응용할 수 있을 것이다. 그리고 몸을 급속히 덥힐 수도 있으므로 수술 중에 마취로 급격하게 체온이 떨어진 환자나 잠수 후에 체온이 오르지 않는 잠수부를 치료할 때도 활용할 만하다. 손이 체온에 미치는 영향력은 이 정도로 매우 크다.

세계의 정상들은
낮잠을 잔다

졸릴 때야말로 뇌를 회복할 기회다

최근 자주 언급되는 낮잠에 대해서도 이야기해보자.

원숭이의 수면 패턴을 살펴보면 낮잠을 많이 잔다는 사실을 알 수 있다. 인간은 사회생활을 하므로 보통 14~16시간 동안 계속 깨어 있지만 종으로서의 인류는 진화의 과정에서 낮잠을 잤을지도 모른다. 실제로 스페인 같은 나라에는 점심 식사를 한 뒤에 잠을 자는 시에스타_siesta_라는 풍습이 있다. 오후 3시쯤 되면 대부분의 상점, 기업, 관공서가 휴식 시간을 갖는다.

수면 실험 결과, 인간은 오후 2시경에 졸음을 가장 많이 느낀다는 사실을 알았는데 영장류에게 이러한 오후 슬럼프는 피할 수 없는 수면 패턴인지도 모른다. 병으로 분류할 수준이라면 문제가 있지만 각성 수준과 작업 능률이 살짝 낮아지는 정도라면 자연스러운 생리 현상으로 봐야 한다. 즉, 인간의 몸에 위해를 가하지는 않으므로 졸음을 그렇게까지 적대시할 필요는 없다.

잠들려면 여러 조건이 필요하다. 졸릴 때는 체온과 뇌가 잠의 조건을 갖춘 몇 안 되는 순간이므로 잠들 기회나 다름없다.

낮잠 자기 5분 전에 따뜻한 물건을 손에 쥐어 손을 덥히고 매끄럽게 깊은 잠에 빠져든다면 졸음을 참고 계속 깨어 있을 때보다 작업 능률이 올라갈 것이다. 졸음을 제거해야 할 대상이 아닌 기회로 받아들이자. 이렇게 발상을 전환하면 오후 슬럼프도 아군이 될 것이다.

세계 일류 기업의 낮잠 자기 정책

구글이나 나이키 같은 기업이 근무 시간 중에 낮잠을 권장하는 이유는 낮잠의 효과를 알기 때문이다. 최근에는 낮잠을 위한 스마트폰 앱도 출시되었다.

낮잠의 효과는 실험 데이터로 확인할 수 있다. 다시 한 번 태블릿 PC 화면에 둥근 도형이 나올 때마다 버튼을 누르는 실험으로 장면을 옮겨보자. 이 실험에서는 각성 수준을 정확히 파악하기 위해 반응 시간을 측정하는데, 연구대상자 13명이 90시간 가까이 계속 깨어 있으

태블릿 PC 화면에 나타나는 도형 누르기 반응 측정

① 낮잠을 자지 않았을 때

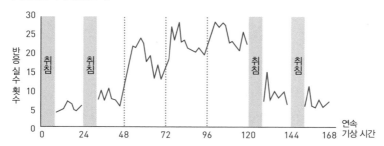

② 12시간 간격으로 낮잠을 잤을 때

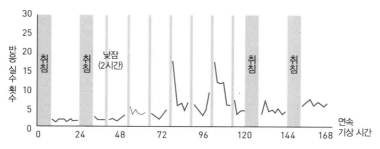

낮잠에서 깨어난 직후에는 반응이 둔하지만, 이후 낮잠의 효과가 나타나
반응 실수가 바로 줄었다

* ①과 ②는 동일한 연구대상자의 기록을 측정한 것이다
* 반응 시간이 지체되거나 태블릿 PC 화면을 잘못 누르는 경우를 '반응 실수'로 보았다

POINT 잠깐씩만 자도 뇌의 실수가 크게 줄어든다!

면 어떤 결과가 나오는지 기록한 자료도 있다.

결과는 예상대로 오래 깨어 있을수록 반응 시간이 느려지거나 버튼을 틀리게 누르는 '반응 실수'가 점점 늘었다. 그런데 연속해서 깨어 있는 동안 12시간 간격으로 2시간 동안 낮잠을 자면(하루에 총 4시간) 실수가 줄어들었다. 다만 낮잠 4시간으로 반응 시간을 완전히 정상화하지는 못했다.

실험에서는 12시간마다 2시간씩 낮잠 시간을 마련했지만 이것이 일반적인 사례는 아닐 것이다. 직장인에게 낮잠을 권하지 못하는 이유도 이 때문이다. 하지만 약 20분의 낮잠만으로도 어느 정도 반응 시간을 회복할 수 있다.

기업이 앞장서서 낮잠을 잘 수 있는 근무 환경을 조성하는 일은 아직 먼 이야기인 듯하다. 인내에 인내를 거듭해 전체의 효율을 떨어뜨리는 것보다 단 '20분의 낮잠'으로 나머지 시간에 더 힘을 내도록 하는 편이 훨씬 낫다는 생각은 하지 못하는 것일까?

낮잠을 깊이 자면 뇌에 좋지 않다?

이처럼 낮잠은 효과가 있지만 어디까지나 임시 수면이라는 점에 주의해야 한다.

2000년에 일본 국립정신신경의료연구센터의 아사다 다카시朝田隆 박사, 다카하시 기요히사高橋清久 박사 연구팀이 고령자인 알츠하이머 환자 337명과 배우자 260명을 대상으로 '낮잠 습관과 치매 발병 위험'을 분석했다.

흥미롭게도 '낮잠을 30분 미만으로 자는 사람'은 '낮잠 자는 습관이 없는 사람'에 비해 치매 발병률이 약 7분의 1로 나타났다. 또 '낮잠을 30분에서 1시간 정도 자는 사람'도 '낮잠 자는 습관이 없는 사람'에 비해 발병률이 약 절반으로 나타났다.

이것만 보면 '낮잠은 치매를 예방한다'고 보이지만 그렇게 단순하진 않다. 놀랍게도 '낮잠을 1시간 이상 자는 사람'은 '낮잠 자는 습관이 없는 사람'에 비해 발병률이 2배나 높게 나왔다. 낮에 살짝 자려고 했으나 30분 이상 깊이 잠들었다면 비정상적인 노화나 질병 때문일 가능성이 있다.

질병까지는 아니더라도 직장인이 30분 이상 낮잠을 자게 되면 집중력을 잃거나 수면 관성에 빠져 정신이 몽롱해지는 부작용이 나타날 수도 있다. 게다가 낮에 깊이 자면 젊고 건강한 사람이라도 밤에 수면 압력이 오르지 않아 매끄럽게 잠에 빠져들지 못한다. 물론 뇌에도 영향을 미칠 것이다.

이러한 측면을 고려한다면 낮잠은 20분 정도만 자는 편이 좋다.

틈틈이 자도 효과가 있을까?

내가 미국에 머물 때는 스탠퍼드 캠퍼스 근처 옆 도시에서 학교까지 자전거로 이동한다. 현재 실리콘밸리는 교통 체증 문제가 심각해 자전거라면 15분도 걸리지 않을 거리가 자동차로는 1시간 가까이 걸릴 때도 있다. 더구나 캘리포니아는 연중 기온이 안정적이고 습도도 낮아서 잠깐이지만 자전거를 타면 매우 상쾌한 기분을 느낄 수 있다.

일본에는 전철을 이용한 출퇴근이 많다. 또한 전철을 타면 자리에 앉아서 자는 사람을 쉽게 볼 수 있다. 전철에서 자는 잠은 대부분 논렘수면이다. 몸을 움찔움찔 움직이거나 안구 운동이 일어나지 않는 사람이 더 많다. 앉아 있는 불안정한 자세에서는 렘수면이 그리 잘 나타나지 않는다. 갑자기 깊은 잠에 빠지므로 깰 때는 당연히 개운하지 않다.

일본 기업을 대상으로 강연을 할 때면 "아침저녁으로 전철에서 틈틈이 자면 수면 부족을 해소하는 데 도움이 됩니까?"라는 질문을 받는다. 결론부터 말하면 연속해서 6시간을 잤을 때와 틈틈이 자서 6시간을 채웠을 때, 수면의 질은 완전히 다르다. 틈틈이 나눠서 자면 수면 주기가 제대로 나타나지 않기 때문이다.

그렇다면 수면 부족 해소에는 도움이 될까?

이것이야말로 'better than nothing'이다. 아예 안 자는 것보다는 잠시 쪽잠이라도 자는 편이 낫지만 쪽잠으로 수면을 완전히 보완하기는 어렵다. 어디까지 보조 수단으로 삼아야 한다. 미리 '집에서 4시간, 아침저녁 출퇴근 시간에 2시간, 합계 6시간'이라는 식으로 수면 계획을 세우는 것은 고육지책에 지나지 않는다.

전철에서 수면을 채우는 일이 일상인 사람은 장기적으로 보면 작업 능률의 저하나 건강 악화가 일어날 수 있으므로 생각을 바꾸는 편이 좋다.

'월요병'을 극복하는 주말 수면법

일요일 밤만 되면 '아아, 또 월요일이 오는구나'라며 우울해한다. 눈을 떠도 일어나기는커녕 '결국 월요일이 오고야 말았어'라며 침울해한다. 이른바 '월요병'이라 불리는 증세도 수면으로 제어할 수 있다.

주말이라는 '오프 타임'에서 월요일이라는 '온 타임'으로 잘 전환하지 못하는 이유에는 리듬의 문제도 있다. 금요일에 한잔하고 토요일에는 가족과 외출하면 늦게 잠들고 결국 늦게 일어난다. 그러면 리듬이 뒤로 밀려 수면의 양과 질이 모두 저하된다.

주말 아침에 기상 시간을 뒤로 미루어서 평소보다 1~2시간 더 자는 정도라면 특별히 문제될 일은 아니다. 몸이 원하는 잠이기 때문이다.

실제로 나도 토요일에는 조금 넉넉히 자는 편인데, 언젠가 옆집에 사는 친한 노부인의 컴퓨터가 고장 난 일이 있었다. 난처한 상황인지 "토요일 아침에 한번 살펴봐줘요."라는 아내의 부탁에 평상시 토요일보다 일찍 일어나 수리를 하러 갔다. 그런데 몸이 원하는 잠을 채우지 못해서인지 이런 사소한 일로 돌아오는 주까지 몸 상태를 회복하지 못했다.

주말에도 늘 하던 대로 하자. 평일보다 조금 많이 자더라도 잠자리에 드는 시간은 평일과 똑같이 맞추는 편이 좋다.

우리 연구실은 매주 월요일에 모임을 갖는다. 아쉽게도 오전에는 회의실이 비어 있지 않아 오후 1시에 시작하지만 회의실 예약 상황을 확인해보면 연구실 모임은 월요일에 몰려 있고 아침 8시부터 꽉꽉 들어차 있다. 의학부 임상 회의도 월요일 아침 7시나 8시일 때가 많다. 2~3년 동안 계속 월요일 아침 7시에 출석하면 주말의 생활 패턴도 당연히 바뀔 수밖에 없다.

팀 운영 때문에 고민하는 리더라면 월요일 아침에 회의를 잡는 것도 하나의 방법이다. 아침 회의만으로 부서의 성과가 눈에 띄게 달라진다. 다만 그만큼 저녁의 긴 회의나 낮잠을 부르는 불필요한 모임은 없애는 편이 현명하다. 모임도 압축해서 간결하게 하는 편이 월요병에 효과적이다. 개인 차원에서 보면 중요한 업무를 월요일 오전으로 잡아서 어느 정도 강제력을 부여하는 방법도 있다.

관리직에 종사하는 사람은 부하의 건강관리(특히 우울증, 알코올 의존증, 불안신경증의 예방)를 위해서라도 '수면 위생의 중요성'을 늘 염두에 두어야 한다. 잠을 설친 듯한 직원에게 "잠은 제대로 자는 거야?"라고 말 한마디 건네는 것부터 시작하자. 우울증 등으로 인한 자살(월

요일에 많다고 한다) 문제가 심각한데 적절하게 수면을 관리하면 우울

증세도 상당히 호전될 수 있다.

인생의 3분의 1을 바꾸면
나머지 3분의 2도 움직인다

모든 것의 기초는 수면이다

어떤 과학적인 치료로도 하지 못하는 뇌와 장기의 정비 작업을 수면이 해낸다. 과학자와 의사가 여러 명 모여도 생체리듬의 균형은 맞추지 못하는데 잠을 자면 모두 정돈된다. 2장에서 소개한 수면의 역할은 수면만이 할 수 있는 일이다. 그 밖에도 아직 알려지지 않은 수면의 기능은 더 있을 것이다.

많이 들어본 말이겠지만 수면은 여전히 미지의 영역이 많이 남은 그야말로 인체의 신비라고 할 수 있다. 수면은 모든 의학의 기초이며 고혈압, 심장 질환, 치매 등 다양한 질병과 관련이 있다. 정형외과에서 출발해 재활 치료, 부상 치료와 예방을 주로 담당하던 스포츠 의학 분야에서도 지금은 '모든 것의 기초는 수면이다'라는 인식이 자리잡았다.

수면을 관리하면 작업 능률의 향상은 물론, 부상이나 산업 사고 예방에도 효과적이다. 재활 치료 중에 양질의 수면을 취하면 회복이 빨라질 것이라는 예상도 충분히 가능하다.

운동선수는 시합에 나가는 짧은 시간 동안 최고의 기량을 발휘해야만 한다. 연습량은 방대하지만 대부분의 운동에는 연령대에 따른 절정기가 있으므로 실제 활동은 인생의 짧은 기간에 해당한다. 즉, 운동선수의 인생 주기에서 연습과 시합은 평범한 일이나 학문에 비해 극단적으로 응축되어 있다.

수면 전문가이기에 선수와 관련된 일을 할 때가 있다. 그들을 보고 있으면 연구를 하는 나뿐 아니라 다양한 업계에서 일하는 비즈니스맨의 인생을 응축한 모델처럼 느낄 때가 있다. 90분을 하루로 설정하는 실험에서처럼 운동선수의 삶을 알면 보통 사람의 인생을 단기간에 들여다볼 수 있을 듯한 기분이 든다.

단기간에 성적을 끌어올려야 하는 선수들은 심각하게 수면 문제를 고민한다. 수면의 힘을 알고 최선을 다해 습관을 들인 선수야말로 틀림없이 일류가 된다는 사실은 연구 결과만 봐도 분명하다. '운동선수가 수면을 중시해 성과를 올리고 있다'는 사실은 '직장인이 수면을 중시하면 성과를 올릴 수 있다'는 말의 근거가 된다는 생각이 들 때도 있다.

최고의 선물을 받을 때

이 책에는 수면 지식의 기초부터 최신 정보에 이르기까지 수면에 관한 모든 것을 담으려고 했다. 하지만 수면에 대해 알려진 사실은 여전히 극히 일부다. 일례로 꿈에 관해서는 아직 밝혀내지 못한 부분이 많다.

- 과거의 트라우마나 평소에 신경 쓰이던 일이 자주 꿈에 나타나는 이유는 무엇일까?
- 어째서 같은 꿈을 반복해서 꿀까?
- 꿈이 신체적·정신적 상황에 영향을 받는 이유는?
- 낮 동안 안 좋은 일이 있으면 수면에도 정말 영향을 미칠까?
- 꿈속의 이야기는 왜 중간에 갑자기 시작되거나 단편적일까?

심오하고 밝혀내지 못한 미지의 영역이 많기에 낭만이 있는 학문이라고도 말할 수 있다. 수면뿐 아니라 뇌 과학은 대부분 여전히 인류 최대의 블랙박스다. 그렇기에 가능성으로 가득 차 있다.

여러분은 깨어 있는 시간에 성과를 올리려고 열심히 대책을 강구하고 노력하며 살아간다. 하지만 그것은 인생의 3분의 2에 해당하는 노력이다.

수면의 질이 나쁘기 때문에 자다가 깨는 수면의 분절이 일어나고 수면의 분절 때문에 각성의 분절이 일어난다. 여러 번 말했지만 각성과 수면은 한 몸이다.

현재 하는 일이나 생활에 만족하지 못한다면 손대지 않고 미루어 두었던 나머지 3분의 1을 개선하자. 그것이 나머지 3분의 2에도 긍정적인 영향을 미친다면 그야말로 지렛대 효과leverage effect가 아니겠는가. 디멘트 교수의 말을 빌리자면 "수면은 잠자는 시간을 벗어난 인생에도 선물"인 셈이다.

좋은 수면이 습관으로 자리 잡으면 그때부터 별다른 노력은 필요 없다. 그러므로 수면은 꿈을 이루는 가장 간단한 방법이다.

- 올바른 지식을 습득해 행동을 바꾸자.
- 황금시간 90분 동안 깊은 잠에 빠지자.

'행운은 누워서 기다려라'라는 말이 있듯이 잠을 자면 행운은 분명 우리 곁으로 찾아올 것이다.

수면 연구의 최전선,
스탠퍼드에서 발견한 사실

스탠퍼드에서 수면을 연구한 지 벌써 30년이 넘었다. 그동안 실리콘 밸리는 빠른 발전을 이루었고 교통량도 급증했다. 앞에서도 이야기했지만 교통 체증도 심각해져서 대학으로 출퇴근할 때는 자전거를 타고 다닌다. 대략 7년 전부터 이렇게 지내고 있다.

몸을 스치는 바람에 감싸여 포근함을 느끼던 때, 문득 옆으로 몇 열이나 늘어서서 가만히 앞으로 나아갈 기회를 엿보는 자동차 무리가 눈에 들어왔다.

'몇 백 대나 늘어선 이 자동차 안에서 졸음을 느끼는 사람은 얼마나

될까?'

'귀가 후에 몇 명이나 푹 잠들 수 있을까?'

'아무도 수면 장애가 없으면 좋을 텐데'라고 간절히 바라면서 동시에, 배기가스로 인한 환경오염 문제가 심각해지는 요즘 현대인들의 수면 환경도 악화일로를 걷는다는 생각이 머리를 스친다.

'수면 때문에 힘들어하는 사람을 돕고 싶다'는 마음으로 나는 지금까지 연구를 거듭하며 수면의 부정적 효과를 없애는 데 주력해왔다. 수면 방해 요소를 없애는 것이 내 사명이며 스탠퍼드 수면연구소의 방침이다.

모두가 환자 예비군?

수면 장애는 국제 진단 기준에 따르면 80종 이상으로 분류되는 다종 다양의 복잡한 질환이다. 그중 불면증과 수면무호흡증후군은 흔히 나타나는 질환이기에 '누구나 수면 장애 예비군'인 셈이다.

내 전문 분야는 기면증이라는 원인 불명의 과다수면으로 스탠퍼드에서 1987년부터 지금까지 30년에 걸쳐 연구를 이어왔다.

기면증은 갑자기 참을 수 없는 졸음이 덮쳐오는 정체 모를 질병으로 140년 전에 처음으로 문헌에 등장했다. 한때는 기면증의 원인이 히스테리처럼 심리적 갈등은 아닌지 심각하게 고려한 적도 있다.

지금부터 마지막으로 내 기면증 연구에 대해 이야기해보려 한다.

흥분하면 잠드는 개를 발견하다

기면증은 과다수면 증세뿐 아니라 '탈력발작'이나 '가위눌림'이라는 렘수면 이상 증세를 동반한다.

가위눌림은 수면과 각성 패턴이 흐트러지면 건강한 사람에게도 나타나지만 탈력발작은 기면증 환자에게만 나타난다. 탈력발작이란 기뻐하거나 웃을 때처럼 흥분하면 갑자기 전신의 힘이 빠져 쓰러지는 발작이다.

스탠퍼드에 수면연구소를 설립한 디멘트 교수는 1973년에 먹이를 주면 흥분해서 쓰러지는 기면증에 걸린 개를 발견했다. 그리고 가족성 기면증으로 탈력발작을 보이는 도베르만과 래브라도 종의 개도 발견해 스탠퍼드에서 길렀다.

이들 가족성 기면증 개는 부모가 모두 발병하면 새끼도 반드시 기면증에 걸리지만 한쪽 부모가 건강하면 새끼는 발병하지 않는다. 개의 사례를 살펴보면 기면증은 보통염색체의 열성 유전 질환이며 쌍을 이루는 염색체 모두에 변이가 있을 때 발병한다.

내가 미국으로 건너간 이듬해인 1988년부터 기면증 연구소 소장인 엠마누엘 미뇨Emmanuel Mignot 박사를 중심으로 팀의 가장 중요한 프로젝트로 기면증 유전자를 밝히는 연구에 돌입했다. 이 작업에는 정말이지 끈기가 필요했다. 그 시절에는 요즘과 달리 개의 유전자 지도에 관한 정보도 없었기에 프로젝트에 끝이 보이지 않았다.

10년째인 1999년, 실험군 개들은 오렉신(다른 이름은 히포크레틴)이라는 물질의 수용체에 유전자 변이가 일어났으며, 연구팀은 이 수용체가 제대로 기능하지 않으면 기면증에 걸린다는 사실을 발견했다.

한편 오렉신을 발견한 야나기사와 마사시 교수 연구팀은 1999년에 오렉신을 생성하지 못하는 생쥐에게 기면증이 발병한다는 사실을 보고했다.

두 팀의 서로를 보강하는 듯한 발견이 함께 《셀》Cell이라는 학술지에 발표된 이후 기면증 연구는 비약적으로 발전하기 시작했다.

드디어 인간 기면증의 발생 원인을 밝혀내다

우리 연구의 최종 목적은 인간 기면증의 원인을 밝혀내는 일이다. 인간의 기면증은 약 95퍼센트가 산발성(유전의 영향이 낮다)이며 나머지 5퍼센트가 가족성이다. 가족성 기면증이라도 유전 형식이 뚜렷하지 않고 여러 유전자가 관여할 것으로 추측한다.

우리는 개의 기면증 유전자를 밝혀내는 과정에서 유전적 요인이 큰 고위험도 기면증 환자 40가계家系의 DNA를 수집해 조사했는데, 개에게 나타난 것과 같은 유전자 변이는 극히 드물었다.

조사를 하는 도중에 '뇌척수액으로 오렉신을 측정할 수 있다'는 사실도 발견했다. 스탠퍼드에서는 산발성 기면증인 개도 기르는데, 실제로 이러한 개의 뇌척수액을 검사해서 생쥐의 사례처럼 뇌척수액 안의 오렉신이 사라졌다는 사실을 처음으로 발견해냈다.

당장 인간의 뇌척수액도 검사해야겠다는 의욕으로 가득 찼지만 사람을 대상으로 실험을 하려면 윤리위원회의 승인이 필요하며 뇌척수액 채취를 준비하고 환자를 모집하는 데도 시간이 걸린다. 우리의 계획이 누출될 위험도 있었기에 초조한 나날이 계속되었다.

운 좋게도 네덜란드에서 스탠퍼드로 유학 온 연구자 덕분에 겨우 어찌어찌 네덜란드에서 연구대상자의 뇌척수액을 채취할 수 있었다. 그리고 조사 결과, 예상한 대로 기면증에 걸린 사람의 뇌척수액 안에도 오렉신이 비정상적으로 적었다.

이 결과를 2000년 1월에 영국의 학술지인 《란셋》Lancet에 발표했는데 '2000년에 발표한 의학 논문 가운데 가장 주목할 만한 논문'으로 소개되었다.

이 발견으로 기면증을 조기 진단할 수 있게 되었다. 기면증에서는 모든 증상이 같은 시기에 나타나지 않으므로 발병에서 진단과 치료까지 몇 년씩 걸린 사례가 많았다. 학업과 사회성을 중시하는 사춘기에 빈번하게 발생하는 질병이므로 뇌척수액 검사를 통한 진단법을 확립해낸 성과는 크다.

스탠퍼드 수면 연구의 사명

스탠퍼드와 나는 개의 기면증을 일으키는 원인 유전자를 발견했고, 사람의 기면증이 신경 전달 물질인 오렉신 부족으로 발생한다는 사실도 발견했다. 이는 수면 연구 분야에서 우리가 이루어낸 커다란 성과다.

기면증은 2천 명 가운데 1명 정도 나타나는 비교적 드문 질환이다. 하지만 발병률은 파킨슨병이나 다발성 경화증 등과 비슷하고 삶의 질을 심각하게 손상하므로 중증 우울증 등과 비교된다. 수면 질환이라는 블랙박스의 발견은 많은 정신 질환과 신경 질환의 원인을 밝히는 데도 반드시 도움이 될 것이다.

수면의 메커니즘이 더 밝혀지면 부작용이 전혀 없는 수면제도 만들 수 있을 것이다. 실제로 오렉신의 기능을 억제해 기면증처럼 바로 잠들 수 있도록 해주는 약제가 수면제로 개발되어 일본에서도 2014년에 승인이 이루어졌다. 앞으로도 이러한 가능성을 추구하면서 수면과 각성의 '오늘'을 바꾸는 것이 내 사명이라고 믿는다. 수면 의학은 사람과 사람의 미래를 위한 학문이기 때문이다.

지금 내가 이렇게 연구를 할 수 있는 것은 전적으로 SCN 연구소 팀원들 덕분이다. 그들의 열정적인 모습에 진심으로 매일 지혜와 활력을 얻는다. 특히 사카이 노리아키 부소장에게 감사드리고 싶다.

그리고 유학할 기회를 주신 당시의 오사카 의과대학 학장(전 교토
대학교 의학부장)인 하야이시 오사무早石修 선생님, 오사카 의과대학 정
신과 교수인 사카이 도시아키堺俊明 선생님께는 정말로 신세를 졌다.
몇 번이고 감사하는 마음을 전해도 부족하다.

　마지막으로 한 가지를 제안하며 글을 마치려 한다. 수면을 희생하
면서까지 일하지는 말자. 특히 창의적인 일을 하는 사람이라면.

참고자료

프롤로그 **숙면을 위한 스탠퍼드식 최고의 수면법**

Dement, W.C., History of sleep medicine. Neurol Clin, 2005. 23(4): p. 945−65, v.

제1장 **잘 자기만 해서는 능률이 오르지 않는다**

Saxena, A.D. and C.F. George, Sleep and motor performance in on−call internal medicine residents. Sleep, 2005. 28(11): p. 1386−91.(p.28 관련 데이터)

Bannai, M., M. Kaneko, and S. Nishino, Sleep duration and sleep surroundings in office workers−comparative analysis in Tokyo, New York, Shanghai, Paris and Stockholm. Sleep Biol Rhythms, 2011. 9(4): p. 395.(p.31 관련 데이터)

He, Y., et al., The transcriptional repressor DEC2 regulates sleep length in mammals. Science, 2009. 325(5942): p. 866−870.

Kripke, D.F., et al., Mortality associated with sleep duration and insomnia. Arch Gen Psychiatry, 2002. 59(2): p. 131−6.(p.40 관련 데이터)

Kang, J.E., et al., Amyloid−ß dynamics are regulated by orexin and the sleep−wake cycle. Science, 2009. 326(5955): p. 1005−7.

Mah, C.D., et al., The effects of sleep extension on the athletic performance of collegiate basketball players. Sleep, 2011. 34(7): p. 943−50.

Dement, W.C., Sleep extension: getting as much extra sleep as possible. Clin Sports Med, 2005. 24(2): p. 251-68, viii.(p.47 관련 데이터)

Nishino, S., et al., The neurobiology of sleep in relation to mental illness, in Neurobiology of Mental Illness. N.E. Charney D.S. Editor, Oxford University Press: New York, 2004 p. 1160-1179.(p.51 관련 데이터)

Takahashi, Y., D.M. Kipnis, and W.H. Daughaday, Growth hormone secretion during sleep. J Clin Invest, 1968. 47(9): p. 2079-90.

제2장 왜 인생의 3분의 1이나 자야 할까?

Spiegel, K., J.F. Sheridan, and E. Van Cauter, Effect of sleep deprivation on response to immunization. JAMA, 2002. 288(12): p. 1471-2.

Iliff, J.J., et al., A paravascular pathway facilitates CSF flow through the brain parenchyma and the clearance of interstitial solutes, including amyloid ß. Sci Transl Med, 2012. 4(147): p. 147ra111.

He, J., et al., Mortality and apnea index in obstructive sleep apnea. Experience in 385 male patients. Chest, 1988. 94(1): p. 9-14.

제3장 숙면을 결정 짓는 황금시간 90분의 법칙

Krauchi, K., et al., Warm feet promote the rapid onset of sleep. Nature, 1999. 401(6748): p. 36-7.(p.108 관련 데이터)

제4장 스탠퍼드식 최고의 수면법

Ito, S.U., et al., Sleep facilitation by artificial carbonated bathing; EEG, core, proximal, and distal temperature evaluations. Sleep 2013. 36 Abstract

Supplement: p. A220.

De Lecea, L., et al., The hypocretins: Hypothalamus-specific peptides with neuroexcitatory activity. Proc Natl Acad Sci USA, 1998. 95(1): p. 322-327.

Sakurai, T., et al., Orexins and orexin receptors: a family of hypothalamic neuropeptides and G protein-coupled receptors that regulate feeding behavior. Cell, 1998. 92(4): p. 573- 585.

Dantz, B., D.M. Edgar, and W.C. Dement, Circadian rhythms in narcolepsy: studies on a 90 minute day. Electroencephalogr Clin Neurophysiol, 1994. 90(1): p. 24-35.(p.146 관련 데이터)

Lavie, P., Ultrashort sleep-waking schedule. III. 'Gates' and 'forbidden zones' for sleep. Electroencephalogr Clin Neurophysiol, 1986. 63(5): p. 414-25.

제5장 **잠의 질을 높이는 스탠퍼드식 각성 전략**

Adamantidis, A.R., et al., Neural substrates of awakening probed with optogenetic control of hypocretin neurons. Nature, 2007. 450(7168): p. 420-4.

Anegawa, E., et al., Chronic powder diet after weaning induces sleep, behavioral, neuroanatomical, and neurophysiological changes in mice. PLoS One, 2015. 10(12): p. e0143909.

Yamaguchi, Y., et al., Mice genetically deficient in vasopressin V1a and V1b receptors are resistant to jet lag. Science, 2013. 342(6154): p. 85-90.

제6장 **졸음과 싸워 이기는 기술**

Horne, J., C. Anderson, and C. Platten, Sleep extension versus nap or coffee, within the context of 'sleep debt'. J Sleep Res, 2008. 17(4): p. 432-6.

Van Dongen, H.P. and D.F. Dinges, Sleep, circadian rhythms, and psychomotor vigilance. Clin Sports Med, 2005. 24(2): p. 237−49, vii−viii.(그림12 관련 데이터)

에필로그 **수면 연구의 최전선, 스탠퍼드에서 발견한 사실**

Nishino, S. and E. Mignot, Narcolepsy and cataplexy. Handbook of Clinical Neurology, 2011. 99: p. 783−814.

Lin, L., et al., The sleep disorder canine narcolepsy is caused by a mutation in the hypocretin (orexin) receptor 2 gene. Cell, 1999. 98(3): p. 365−76.

Chemelli, R.M., et al., Narcolepsy in orexin knockout mice: molecular genetics of sleep regulation. Cell, 1999. 98(4): p. 437−451.

Peyron, C., et al., A mutation in a case of early onset narcolepsy and a generalized absence of hypocretin peptides in human narcoleptic brains. Nat Med, 2000. 6(9): p. 991−7.

Nishino, S., et al., Hypocretin (orexin) deficiency in human narcolepsy. Lancet, 2000. 355(9197): p. 39−40.

일러두기

• 자료는 기본적으로 자료 집필자(성, 미들네임·이름 이니셜, 네 명 이상인 경우에는 et al.로 제1집 필자만 기재), 자료명, 자료 게재지명(약칭), 연, 권(호), 해당 페이지(표시 형식은 게재지 기준) 의 순으로 기재했습니다.

• 이 책에서는 주요 참고자료만 소개했습니다. 전체 참고자료 목록은 다음 사이트에서 다운 로드받을 수 있습니다. http://www.sunmark.co.jp/book_files/pdf/stanford.pdf

The Stanford Method
for Ultimate Sound Sleep